麻醉学临床病例图解

主　编　［英］马格努斯.A·加里奥什
　　　　［美］W.博索　默里
主　译　张鸿飞
副主译　周祥勇　李凤仙
审　阅　徐世元

世界图书出版公司

上海·西安·北京·广州

主 译 简 介

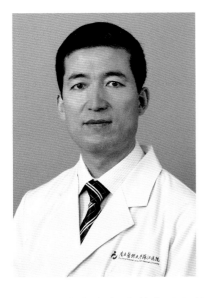

张鸿飞，博士后，主任医师，硕士研究生导师，南方医科大学珠江医院麻醉科副主任。国家自然科学基金评议专家，获广东省杰出青年医学人才（首批）。现任中国药理学会麻醉药理学分会常务委员、中国心胸血管麻醉学会脑与血管分会委员、中华医学会麻醉学分会麻醉药理学组委员、广东省中西医结合学会麻醉学分会常委、广东省医学会麻醉学分会第九届委员会围手术期器官保护学组副组长、广东省医学会麻醉学分会第十届委员会心脏麻醉学组副组长。担任《Anesth Analg》《中国疼痛医学》《甘肃医药》等杂志的审稿专家。主持国家自然科学基金、广东省自然科学基金等5项，在《British Journal of Anaesthesia》《Stroke》《Anesth Analg》等期刊发表SCI及核心期刊文章20余篇，参与编写（译）著作10余部。美国斯坦福大学访问助理教授，获2011年度中华医学会麻醉学分会中青年优秀麻醉学人才出国培养基金。主要研究方向为麻醉药物的器官保护作用、危重病患者围术期血流动力学变化及目标导向容量治疗在围术期管理中的应用。

副主译简介

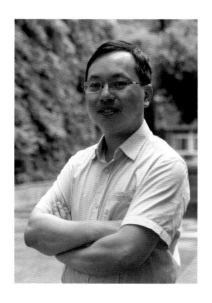

周祥勇,浙江大学医学院附属第二医院麻醉科主治医师,擅长心血管麻醉、食管超声、体外循环,发表专业文章20余篇。2008年创办新青年麻醉论坛,长期致力于麻醉学科网络教育培训和学科建设的研究和探索,目前已经建立麻醉学科独立的网络论坛、手机APP、微博、微信、网络公开课、考试中心、视频中心等系统性的网络教育和交流体系,拥有注册麻醉医师15万人。2014年发起中国麻醉医师职业现状大型调查,与姚尚龙教授等共同推动中央电视台"焦点访谈"及其他媒体对麻醉学科的关注。近年来通过民间渠道搭建中国大陆、香港、台湾,美国,欧洲等地华人麻醉医师交流平台,致力于推动麻醉学科先进理念在中国的快速普及。

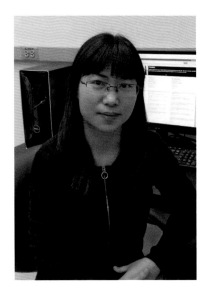

李凤仙，博士后，副主任医师，硕士研究生导师，南方医科大学珠江医院麻醉科。现任中国民族医药学会疼痛分会理事、广东省医学会疼痛学分会青年委员、广东省医学会麻醉学分会对外交流学组委员。目前主持并参与国家自然科学基金与广东省科研基金5项。在《Anesthesiology》《British Journal of Anaesthesia》《Anesth Analg》等杂志发表文章10余篇。美国圣路易斯华盛顿大学博士后。近年来主要研究方向为：感觉神经系统膜受体功能、麻醉药相关神经毒性与危重病患者围术期血流动力学管理。

审阅者简介

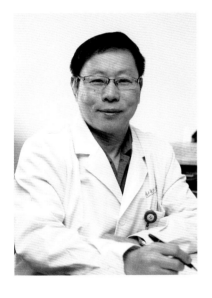

　　徐世元，南方医科大学珠江医院麻醉科主任，二级教授，主任医师，博士研究生导师。现为中华医学会麻醉学分会委员、中华医学会麻醉学分会产科麻醉学组副组长、广东省医学会麻醉学分会第九届主任委员、中国高等教育学会麻醉学教育研究会常务理事、中国药理学会麻醉药理学分会常委、广东省卫计委麻醉质量控制中心副主任委员、广东省医院管理协会麻醉学分会副主任委员。《中华麻醉学杂志》《临床麻醉学杂志》《麻醉安全与质控》《麻醉与监护论坛》《中华大查房》《广东医学》《实用医学》杂志编委、《国际麻醉学与复苏》编常委、《中华神经医学》杂志特邀编委。

　　主持麻醉药中枢与周围神经毒性机制及防治、阿片类药物急性耐受及痛敏的机制与防治、肌松药药效动力学与肌松监测方法及肌松药作用分子机制、器官血流动力学及氧与能量代谢研究。先后以第一作者或通信作者发表论文192篇，SCI收录论文43篇。参与编写专著29部，副主编专著2部，主编专著2部。近年获国家自然基金7项及省、部级基金10项；曾获军队或省部级科技进步二等奖与三等奖5项。

本书译者

主　译

张鸿飞（南方医科大学珠江医院麻醉科）

副主译

周祥勇（浙江大学医学院附属第二医院麻醉科）
李凤仙（南方医科大学珠江医院麻醉科）

审　阅

徐世元（南方医科大学珠江医院麻醉科）

其他译者

（按姓氏拼音字母顺序排序）

曹存礼（河南省濮阳市人民医院麻醉科）
陈惠群（广东省东莞市人民医院麻醉科）

郎　堡（山东省潍坊市人民医院麻醉科）

李德媛（上海交通大学附属胸科医院麻醉科）

刘祥麟（湖南省长沙市妇幼保健院麻醉科）

米智华（江苏省苏北人民医院麻醉科）

苏文良（中南大学湘雅医学院附属海口医院麻醉科）

王薇薇（四川省第二中医院麻醉科）

文　静（广东省中山市人民医院麻醉科）

吴若岚（华中科技大学附属武汉市中心医院麻醉科）

谢蔚影（浙江大学医学院附属第二医院麻醉科）

占丽芳（赣南医学院第一附属医院麻醉科）

张建波（山东省菏泽市中医医院麻醉科）

邹　平（江西省赣州市肿瘤医院麻醉科）

译 序

19世纪40年代，乙醚麻醉的出现成为现代麻醉学的开端。历经150余年的发展，麻醉学科经历了麻醉术的发明，实现无痛手术；实现安全麻醉，显著提高了麻醉的安全性；从麻醉学到围术期医学，改善术后康复，这也成为影响麻醉学科发展的3个里程碑。近年来，全国广泛开展的住院医师规范化培训，将临床实践技能培训与专业理论提高相结合，目的是为各级医疗机构培养具有良好职业道德、扎实医学理论知识和临床技能，能独立、规范地承担本专业常见多发疾病诊疗工作的临床医师。目前这也已成为我国临床医师培养的国家制度，是医学生毕业后教育的必经阶段。麻醉学科作为住院医师规范化培训的重要组成部分，虽然取得了较大发展，但仍存在许多问题，如发展不均衡、教育层次不齐、基础较差等。

由青年学者张鸿飞博士主译的《麻醉学临床病例图解》一书，通过对麻醉学相关的特定问题进行理论梳理，知识归纳总结，可使读者在学习过程中带着问题有目的的吸取知识，有助于指导年轻麻醉科医师较快掌握相关内容；同时，该书密切结合临床，形式新颖，采用图表提出问题并详细解析的方式，涵盖学科重要知识点。此外，书中问题均基于临床真实病例或实践，有助于在阅读中结合临床诊治过程提出、分析和解答问题，培养正确的临床逻辑思维能力。本书的引进出版，对国内如火如荼的住院医师规范化培训具有积极的促进作用，相信既是低年资麻醉科医师在临床培训中的良师益友，也会成为高年资医师教学的得力助手。谨此向付出辛劳的全体译者致以崇高的敬意，非常乐意为青年医师的成长加油助力，有幸参与其中，深感荣幸，特此作序。

徐世元

2017年11月20日

译 者 前 言

为国内同道及时了解、学习麻醉学专业知识、技术等最新进展,把握学科发展方向,提高临床、科研、教学水平;同时帮助各级医院麻醉学科青年医师快速成长,在国内麻醉学界颇具影响力、已经成立近10年的"新青年麻醉论坛",在2016年初特别组建了新青年麻醉文献编译组,实施麻醉学科科研群星计划,负责关注、搜集、翻译、分享国内外最新前沿知识、麻醉学科热点、麻醉学科资讯动态等,成员来自全国各大医院具有一定临床麻醉与科研经验及英文功底的青年才俊。经过成员的共同努力,编译组高效率的翻译程序和高质量的翻译内容受到业内广泛赞誉与好评。在国内麻醉学界知名专家的鼓励与支持下,编译组从今年初开始由我牵头,着手将这本《麻醉学临床病例图解》引进国内、翻译出版。

本书主要通过病例与图表相结合的形式讨论麻醉学及相关知识理论,涵盖麻醉学各个亚专科的最新理论及内容,首次以图例方式解析临床麻醉中所遇到的典型病例,提出并深入解读相关问题,同时拓展相关知识体系,如危重病及疼痛医学内容。所选取的问题符合英国皇家麻醉医师学院和北美考试委员会的重点要求,让读者在有效学习掌握新知识的同时能充分熟悉相关考试内容。本书内容丰富,形式新颖,表达准确,弥补了国内目前已出版麻醉学书籍中的相关空白,可使广大麻醉科医师开阔视野、拓宽知识面。期望本书有助于广大麻醉科医师知识更新,提高专业理论及技术水平,促进学科发展。

感谢南方医科大学珠江医院徐世元教授承担了本书的主审工作,作为国内知名的麻醉学专家,其高屋建瓴、严谨求实的专业精神值得我们学习。

本书的引进、翻译及出版,得到了世界图书出版上海有限公司的大力支持,感谢胡青编辑,其认真负责的工作态度令人钦佩。

最后，我要感谢本书所有译者，正是他们精益求精的专业精神和求真务实的工作态度才使本书得以顺利和完整地呈现，尽管本书译者均具有相当临床知识和文字功底，但在理解翻译上难免有不足之处，希望广大读者不吝指正，以期再版时及时修订。

张鸿飞

2017 年 11 月

目　录

编 写 者

基思·安德森

英国皇家麻醉学院成员

英国,格拉斯哥

格拉斯哥皇家医院

麻醉顾问医师

杜格尔·阿特金森

英国皇家麻醉学院成员

英国,曼彻斯特

曼彻斯特皇家医院

麻醉与重症监护顾问医师

马克·A.鲍斯特里

医学博士

美国,宾夕法尼亚州,赫尔希

宾夕法尼亚州立大学医学院

整形重建外科　助理教授

科林·坎贝尔

英国皇家麻醉学院成员

英国,格拉斯哥

格拉斯哥南部综合医院

放射科顾问医师

戴维·费尔

医学博士

美国,宾夕法尼亚州,赫尔希

宾夕法尼亚州立大学医学院

麻醉科　副教授

凯文·霍利迪

英国皇家麻醉学院成员

英国,苏格兰,因弗内斯

雷格莫尔医院

麻醉与重症监护顾问医师

里亚德·卡尔梅－琼斯

医学博士,加拿大皇家学院外科学会成员,加拿大皇家学院CT学会成员,美国外科医师学会成员,美国胸科医师学会成员,美国心脏学会成员

美国,俄勒冈州

波特兰 莱加西伊曼纽尔医疗中心
创伤外科 医疗主任

斯蒂芬·基玛琴
医学博士,美国儿科学会成员
美国,俄亥俄州,克利夫兰
克利夫兰医学中心
麻醉学和儿科学 教授

戴维·基辛格
医学博士,美国外科医师学会成员
美国,加利福尼亚州,萨克拉门托
萨克拉门托南部凯萨医疗中心
外科主任

唐纳德·马丁
医学博士
美国,宾夕法尼亚州,赫尔希
宾夕法尼亚州立大学医学院
麻醉科 教授

加文·麦卡勒姆
英国皇家麻醉学院成员
英国,格拉斯哥
格拉斯哥南部综合医院
麻醉和慢性疼痛顾问医师

约翰·麦高恩
理科硕士,数据信息和管理委员会成员,英国皇家理学院
英国,格拉斯哥

格拉斯哥南部综合医院

艾伦·麦克林
英国皇家内科医师学会成员
英国,格拉斯哥
格拉斯哥南部综合医院
脊柱损伤顾问医师

雷吉娜·奥康纳
英国,格拉斯哥
格拉斯哥南部综合医院
麻醉顾问医师

查尔斯·帕尔默
医学博士
美国,宾夕法尼亚州,赫尔希
宾夕法尼亚州立大学医学院 新
生儿和围产期医学 教授

罗伯特·普伦佩
美国外科医师学会成员
英国,第四峡谷
神经病学康复顾问医师

莱斯特·T.普罗科特
医学博士
美国,威斯康星州,麦迪逊
威斯康星大学医学院
麻醉学教授

阿图尔·普林
英国皇家麻醉学院成员

英国,格林诺克

因弗克莱德皇家医院

麻醉顾问医师

普尼特·兰诺特

英国皇家麻醉学院成员

英国,伦敦

圣约翰国家医疗服务系统基金会

麻醉顾问医师

乌尔米拉·拉特纳莎巴帕蒂

英国皇家麻醉学院成员

英国,格拉斯哥

格拉斯哥南部综合医院

神经麻醉顾问医师

凯文·鲁尼

英国皇家麻醉学院成员

英国,佩斯利

亚历山德拉皇家医院

麻醉和重症医学顾问医师

凯思琳.R·罗斯

医学博士

美国,俄亥俄州,克利夫兰

凯斯西储大学

麻醉学教授

道格拉斯·拉塞尔

英国皇家麻醉学院成员

英国,格拉斯哥

格拉斯哥南部综合医院

麻醉顾问医师

约翰·E.特策拉夫

医学博士

美国　俄亥俄州,克利夫兰

克利夫兰医学中心

麻醉学教授

拉尔斯·威廉姆斯

英国皇家麻醉学院成员

英国,格拉斯哥

格拉斯哥南部综合医院

麻醉和慢性疼痛顾问医师

利兹·威尔逊

英国皇家麻醉学院成员

英国,爱丁堡

皇家爱丁堡医院

麻醉和重症医学顾问医师

玛格丽特·M.沃伊纳尔

医学博士

美国,宾夕法尼亚州,赫尔希

宾夕法尼亚州立大学医学院

肺科和重症医学教授

序

作者 Henry David Thoreau 曾经说过："一本真正的好书其教育价值胜过阅读意义。我必须尽快放下它，并开始按照书中提示生活"。这本书就是如此。我估计读者可能不会在每页中都能发现其所体现的教育意义。即便如此，这本专著仍能带给读者最新的专业信息，兴奋大脑，鼓励形成诊断和决策性思维。

麻醉学专业并非单纯的技术性服务。越来越多的证据表明，麻醉学家/麻醉科医师具有跨学科性质，不仅需要更丰富的围术期医学经验，同时也需要具备危重病医学及疼痛医学医师一样的经验。

本书涵盖范围广泛，涉及麻醉学家/麻醉科医师临床实践过程的所有专业领域，对读者有良好的激励作用。全书既有体格检查与临床检测领域的内容修订，也有生理学和药理学相关病例，同时包含解剖学与统计学内容，读者可各取所需。同时，这种介绍麻醉学医学实践相关内容的独特方式值得称赞。通过临床真实病例结合建议的治疗方法进行学习，是未来学科发展的方向，相信本书将成为所有正在受训的麻醉学家/麻醉科医师及热爱麻醉学科的高年资医师优秀的参考读物。

Peter Nightingale MBBS, FRCA, FRCP, FFICM

Consultant in Anaesthesia and Intensive Care Medicine

University Hospital of South Manchester

Manchester, UK

前　　言

　　临床病例图解系列丛书的学习原则完美契合了麻醉学科主题。本书激发思考，提高知识，对缺乏经验的培训人员或经验丰富的麻醉学家/麻醉科医师均有益。读者通过思考图片提出的问题，积极参与，主动学习，并能立即通过其后的问题解答获取更多相关知识。

　　两位作者跨越大西洋，均具有丰富的临床和教学经验，为我们提供了主题广阔、与麻醉专业知识直接相关的优秀病例。本书包含了他们多年的临床、实践教学经验并通过真实病例指导受训学员与科室同道。当思考如何解读这些问题和答案时，作者的经验特别有用。

　　本书主题贴近临床，以随机方式呈现执业医师遇到临床真实病例、物理化学概念和麻醉设备相关的临床问题。读完本书，读者将洞悉多数麻醉实践的诸多内容。病例报告是学习过程必不可少的组成部分，通过对特殊病例的回顾思考，将促使读者阅读更深层次领域的书籍。

　　本书的另一个重点是皇家麻醉医师学院和北美考试委员会要求掌握的知识内容，促进对复杂概念的理解，而并非仅用简单事实进行罗列。也希望读者能通过书中问题进行自学或开展教学。本书可反复使用。

　　我们并不希望本书像标准教科书一样对每种疾病提供缜密细致的诊断与治疗。书中提供的这些问题彼此联系，以有趣多样的方式涵盖了麻醉学的广泛内容。

　　除了满足培训阶段麻醉科医师的需求，我们也希望本书对那些有经验但临床实践较局限或专科化的麻醉科医师/麻醉学家同样有益。这些从业者可能不会经常遇到这种情况，但偶尔也会遇到类似情况需要处理。本书对手术医师、英国麻醉护士、认证注册的高级麻醉护士（Certified Registered Nurse Anesthetist，CRNA）学员和北美有经验的CRNA同样有用。

最后,我们感谢美国David Fehr博士和英国Alan McLean博士的大力支持。

我们也要感谢家人James Allen和Janette Murray,没有家人的爱、耐心与支持,本书难以成稿付梓。

我们真诚希望本书对读者有益并乐意阅读。

Magnus Garrioch

Bosseau Murray

缩 略 词 表

ACE	angiotensin-converting enzyme	血管紧张素转换酶
AF	atrial fibrillation	房颤
APTT	activated partial thromboplastin time	活化部分凝血活酶时间
ATLS	advanced trauma life support	创伤高级生命支持
AV	atrioventricular	房室
BP	blood pressure	血压
bpm	beats per minute	次/min
BSA	body surface area	体表面积
CBC	complete blood count	全血计数
CNS	central nervous system	中枢神经系统
CO_2	carbon dioxide	二氧化碳
COPD	chronic obstructive pulmonary disease	慢性阻塞性肺疾病
CPET	cardiopulmonary exercise testing	心肺功能运动试验
CPR	cardiopulmonary resuscitation	心肺复苏
CSF	cerebrospinal fluid	脑脊液
CT	computed tomography	电子计算机X射线断层扫描技术

CTPA	computed tomography pulmonary angiogram	肺血管造影CT检查
CVP	central venous pressure	中心静脉压
CXR	chest X-ray	胸部X线摄片
D&C	dilatation and curettage	扩张和刮宫
D&E	dilatation and evacuation	扩张和清宫
ECG	electrocardiogram	心电图
ECMO	extra-corporeal membrane oxygenation	体外膜肺氧合
EEG	electroencephalogram	脑电图
EMG	electromyogram	肌电图
ESR	erythrocyte sedimentation rate	红细胞沉降率
ET	endotracheal (tube)	气管导管
FBC	full blood count	全血计数
FIO_2	fraction of inspired oxygen	吸入氧浓度
GA	general anaesthesia	全身麻醉
GCS	Glasgow Coma Score/Scale	格拉斯哥昏迷量表/评分
GI	gastrointestinal	胃肠
Hb	haemoglobin	血红蛋白
HCG	human chorionic gonadotropin	人类促绒毛膜性腺激素
Hct	haematocrit	血细胞比容
I : E	inspiratory:expiratory (ratio)	吸入：呼出（比）
ICP	intracranial pressure	颅内压
ICU	intensive care unit	重症监护病房
INR	international normalised ratio	国际标准化比值
IV	intravenous	静脉注射

LA	local anaesthesia	局部麻醉
MAC	minimum alveolar concentration	最低肺泡有效浓度
NSAID	non-steroidal anti-inflammatory drug	非甾体消炎药
O_2	oxygen	氧气
PaO_2	partial pressure of oxygen dissolved in arterial blood	动脉血氧分压
P_AO_2	partial pressure of alveolar oxygen	肺泡氧分压
PEEP	positive end-expiratory pressure	呼气末正压通气
PO_2	partial pressure of oxygen	氧分压
PT	prothrombin time	凝血酶原时间
SIRS	systemic inflammatory response syndrome	全身炎性反应综合征
SLE	systemic lupus erythematosus	系统性红斑狼疮
TEG	thromboelastogram	血栓弹力图
TOE	transoesophageal echocardiogram/ echocardiography	经食管超声心动图
U+E	urea and electrolytes	尿素氮和电解质
V/Q	ventilation/perfusion (ratio)	通气/灌注（比）

1. 女性患者,32岁,左侧颈部弥漫性肿大(图1a),声音出现轻微嘶哑3 ～ 4 个月,该患者拟行择期甲状腺部分切除术。胸部放射片检查如图1b。

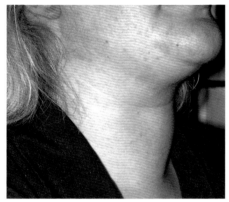

图1a 左侧颈部弥漫性肿大

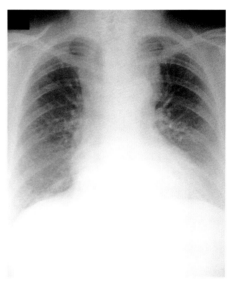

图1b 胸部放射片

i. 该患者颈部弥漫性肿大的可能原因?

ii. 该患者还可能存在其他哪些症状和体征?

iii. 甲状腺部分切除术的适应证是什么?

iv. 对于此类患者,为何胸部X线摄片(CXR)应作为常规检查,该胸片提示 什么?

v. 对该患者实施麻醉诱导和拔除气管导管时,应如何管理?

i. 该患者为甲状腺肿。甲状腺肿可单发、多发或弥漫存在。在发达国家，甲状腺肿最常见的原因是桥本甲状腺炎（慢性淋巴细胞性甲状腺炎），它是一种甲状腺自身免疫破坏性疾病，主要表现为甲状腺功能减退，或甲状腺肿大导致甲状腺激素分泌过多并出现甲状腺功能亢进的体征。黏液性水肿或甲状腺功能亢进未经治疗时，可出现急性发作，显著增加循环衰竭的风险。

ii. 甲状腺功能减退/黏液性水肿的患者表现为怕冷、易疲劳、体重增加、便秘、皮肤干燥、情绪低落、肌肉痉挛及关节疼痛。主要体征为心动过缓、体温降低和言语迟缓，严重者可能发生昏迷。甲状腺功能亢进可出现精神紧张、易怒、焦虑、多汗、怕热、心悸、肌震颤和失眠。主要体征为体重降低、快速型心律失常、低血糖、多尿、谵妄、胫前黏液性水肿。如有新发房颤则应进行甲状腺功能检查。

iii. 甲状腺切除术适用于药物治疗效果不佳，或继发于甲状腺癌的甲状腺功能亢进的患者。其他适应证包括：

a）多发性结节，尤其是邻近器官受压时。

b）格雷夫斯（Graves）病，特别是伴有眼球突出时。

c）细针穿刺活检，结果不能确诊的甲状腺结节。

d）胸骨后甲状腺肿（即使没有呼吸道梗阻的表现）。

e）复发性甲状腺功能亢进。

f）美容原因。

g）焦虑（患者强烈要求切除小结节）。

iv. CXR可排除并存疾患且可评估检查更低位置的呼吸道（如气管及以下）。甲状腺肿可位于胸骨后，该患者甲状腺肿使气管右移，可能出现气管塌陷、下呼吸道阻塞。声音嘶哑可能提示呼吸道梗阻或喉返神经受压。

v. 甲状腺肿较大时可能导致气管插管困难，特别是在气管偏移或向胸骨后延伸时。吸入麻醉诱导插管全麻是最安全的方法，可通过喉镜检查气道情况。如果气道存在梗阻,则吸入性麻醉药会迅速消退,患者恢复自主呼吸。如果气道检查通畅,可给予肌松剂,插入比常规型号小的气管导管。甲状腺肿侵蚀气管环时可能引起术后呼吸道塌陷,这种情况可能需要手术置入支架。外科医师和麻醉科医师团队间的良好合作至关重要。

问题2

2.

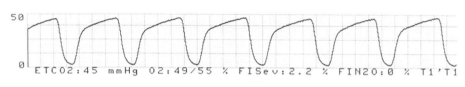

图2　二氧化碳描记图

i.　识别二氧化碳描记图平台期的异常。

ii.　为什么患者会出现这种异常结果?

iii.　肺泡单位时间常数是什么? 在二氧化碳描记图的上升段,为什么时间常数有重要意义?

iv.　为什么延长该患者的吸气暂停时间有助于通气和灌注?

答案2

i.　该二氧化碳描记图的平台期存在1个异常的上升支,提示呼吸气流存在部分阻塞,是时间常数不同所致。

ii.　这可能与患者因素(生理性,气道疾病如哮喘)和/或慢性阻塞性肺疾病(COPD)患者的小气道梗阻,或设备因素(物理性,例如由于ET导管打折

3

所致呼吸回路气流梗阻或气道阻力增加）有关。

iii. 肺泡单位时间常数是指肺泡排空或充盈所需的时间。正常肺的肺泡单位（肺泡与连接肺泡的气道）时间常数不同，可相对加快或减慢。时间常数较少能延长到可阻碍气流的程度。存在肺部疾患时，异常增加的时间常数会影响病理性肺泡单位，导致难以充气。可能出现两种结果，正常（"快"）肺泡单位较少发生阻塞，充气速度快于异常肺泡单元，通气更充分（因此 CO_2 浓度降低），肺组织过度扩张，胸腔内/肺泡压力增加。因此这种过度通气所致扩张的肺泡，代表肺泡无效腔（高 V_A/Q 比值 = 低 CO_2 浓度）。肺泡也更容易破裂而导致气胸。时间常数增加的肺泡单位，其传导气道更易发生梗阻，通气减少（从而 CO_2 浓度增高），肺组织较少牵张，胸腔内/肺泡压力降低。这些肺泡毛细血管单位通气不足，出现分流（低 V_A/Q 比值 = 高 CO_2 浓度）。"快"的肺泡（肺泡内压力较高而 CO_2 浓度较低）首先排空，而较慢的肺泡（肺泡内压力较低而 CO_2 浓度较高）随后排空，从而产生二氧化碳描记图上升支的波形。

iv. 增加吸气暂停时间可促使肺泡单位的快、慢时间常数达到平衡，从而促进气体交换。过度膨胀的肺泡单位需要时间将气体再分配至通气不足的肺泡，更好地适应通气血流的变化。

问题 3

3. 女性患者，30多岁，精神迟钝，且抵抗就医，手部如图 3 所示。患者主诉既往双手冰冷多年，手指遇冷时感觉紧束并苍白。本次因手掌问题入院就诊。其 3 周前在寒冷环境下未戴手套，5 min 后出现双手严重疼痛。现在生活在气候温和地方。

i. 目前考虑对该患者做如何诊断？

ii. 该患者还可能有什么其他症状和体征？

iii. 麻醉医师尚需关注哪些相关问题？

iv. 该患者能否接受全身麻醉？

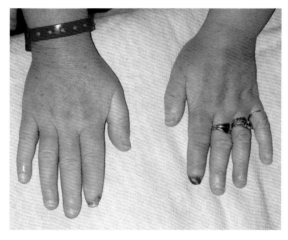

图3 患者手部图

i. 指尖坏疽。在温带气候中,暴露在寒冷环境中的时间较短时出现冻伤并随后发生坏疽,可以协助诊断。手指苍白和手冰冷的病史提示存在雷诺现象。

ii. 指动脉痉挛,手指出现麻木、刺痛和烧灼感,但偶尔也可出现在足趾。对寒冷极度敏感并出现瘫痪。指/趾颜色发生变化,包括3个阶段:苍白(由于血管痉挛);发绀(由于血流缓慢);发红(与血管痉挛和随后的充血血管松弛有关)。

iii. 该情况可能是更严重结缔组织疾病的表现,如硬皮病、系统性红斑狼疮(SLE)、类风湿关节炎、皮肌炎、多发性肌炎、冷凝集素综合征、Ehlers–Danlos综合征、神经性厌食症、动脉粥样硬化、锁骨下动脉窃血综合征、Buergers综合征、药物反应[β受体阻滞剂、某些化疗药物(博来霉素/环孢素)]、职业病危害(气钻操作员,冷冻食品包装者)。

90%硬皮病患者表现出雷诺现象。其也是雷诺综合征的组成成分之一(钙质沉着症、雷诺现象、食管运动障碍、指端硬化、毛细血管扩张)。这些患者存在小血管阻塞性疾病,可能导致指端点蚀和溃疡。之后可能出现闭塞性动脉内膜炎并导致血栓形成,手指和指甲部位皮肤出现缺血改变,浅层坏死,最后坏疽。动脉内膜炎可导致突发性肾功能衰竭或肠坏死。怀疑雷诺综合征患者在外科手术前应请风湿病专家会诊。

iv. 可以采用全麻,但在术中避免寒冷至关重要,同时注意预防血栓形成。戒烟(或使用尼古丁贴剂)。此类患者开始时即可行血管舒张治疗(钙通道阻滞剂,硝苯地平)。指/趾缺血严重时需要输注前列腺素E1或前列环素。本病例中,手指端不用手术且指尖会脱落。

问题4

4. 图4为某TOE图像。

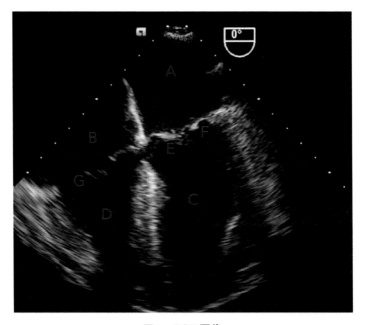

图4 TOE图像

i. 该图为什么切面?

ii. A、B、C和D分别表示哪个腔室?

iii. 其中E、F分别代表什么?

iv.   G 表示什么结构？

答案4

i.   食管中段四腔心切面。

ii.   A＝左心房；B＝右心房；C＝左心室；D＝右心室。

iii. E、F 分别代表二尖瓣前叶、后叶。

iv.   三尖瓣。

问题5

5.

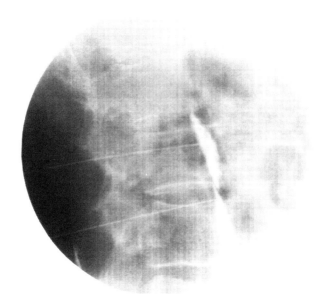

图5　腰椎X线片

7

i. 图5表示什么?

ii. 出现这种情况的可能原因是什么?

iii. 此类患者有哪些临床表现?

iv. 如何治疗这种并发症?

答案5

i. 图中所示为腰椎X线片,显示硬膜外纤维化,通过硬膜外腔注射造影剂扩散不佳,可见斑片状纤维化性腔室。在L2～L3的神经根周围有闭塞。

ii. 闭塞的可能原因有:先天性纤维缝隙;背部手术失败(FBS)综合征。FBS是一种发生于脊柱手术(包括显微椎间盘切除术)后的慢性疼痛综合征,可由残余椎间盘突出、关节不稳及慢性低位椎间盘内容物渗漏或手术部位瘢痕组织所致的关节运动障碍、既往硬膜外麻醉史、包括结核病的硬膜外感染所致。

iii. 硬膜外纤维化的可能表现是FBS综合征。症状为背部和腿部弥漫性疼痛。

iv. FBS综合征治疗方法:物理疗法;非甾体消炎药(NSAID)如布洛芬和/或膜稳定剂,如阿米替林;硬膜外类固醇或神经根局部阻滞;经皮神经电刺激;鞘内注射吗啡;心理支持。

问题6

6. 图6a所示,患者在农村严重摔伤,即出现严重的左胸疼痛,吸气时加重。当地医院行CXR检查未发现肋骨骨折或明显气胸,但呼吸空气时O_2饱和度为86%。给予吸氧,并在左边第5肋间置入胸腔引流管后空运至某创伤中心。到达创伤中心后行仰卧位CXR,如图6b。

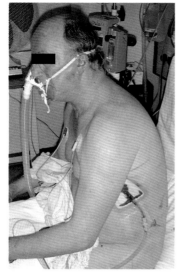
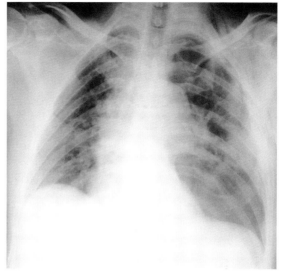

图6a　受伤患者情况　　　　　　　图6b　患者仰卧位胸部X线片

i. 该患者是否存在气胸?

ii. CXR所示,患者可能出现哪些临床表现?

iii. 该患者是否存在张力性气胸?

iv. 张力性气胸的临床表现有哪些?

v. 是否有必要在空运前置入胸腔引流管? 如果有必要,为什么?

vi. 全身麻醉时是否必须进行胸腔引流?

vii. 影像学检查未发现肋骨骨折,是否可确诊不存在肋骨骨折?

答案6

i. 该患者存在气胸,但仰卧位胸片未能显示。

ii. 胸片显示皮下气肿,证明肺与皮下组织之间存在贯通;因此,必然发生了气胸。胸壁触诊有握雪感。

iii. 虽然有发生张力性气胸的可能,尤其是在空运后,但该患者并未出现。

iv. 张力性气胸临床主要表现为呼吸窘迫,同时患者希望坐起并位于前倾位，胸部过清音，患侧呼吸音缺失。颈部触诊时气管移位（偏向病变对侧）属于晚期体征，提示纵隔明显移位。影像学诊断并非必要，反而有一定危险，因为患者进行影像学检查前就可能出现呼吸心跳停止。

v. 与海拔高度相关的压力降低可加重气胸，促进临床症状的发生发展。医疗队在空运前正确置入胸腔引流管。张力性气胸可危及生命，应在第5肋间腋中线至腋前线水平置入胸管实施减压，胸管位置应朝向胸腔头侧。

vi. 较小的气胸在全麻下可能突然加重。正压通气和使用氧化亚氮均可加剧气胸的发展，可能发展为张力性气。

vii. CXR上未发现肋骨骨折并不能排除肋骨骨折，特别是在仰卧位CXR（创伤患者的典型体位）。当肋骨骨折末端距离很近时拍片，无法发现骨折。该患者胸部触诊时有非常明显的骨折，但在5次检查中只有1次X射线显示了肋骨骨折。

问题7

7. 患者16岁，60 kg，180 cm，拟行脊柱侧凸矫形手术，手术部位从T4～S1（图7a）。患者在竞技场上踢足球，是长跑运动员。外科医师计划手术时间约12 h，行交叉配血6 U，同时进行自体血回输。手术完成（图7b），输入异体血4 U、回输自体血3 U。由于手术中俯卧位，手术时间长，同时输入大量液体（维持循环稳定），导致气道肿胀，患者进入ICU并术后选择性通气。术后8 h，患者背部伤口开始出血。通过引流液修正后评估失血量为2 000 mL，进行血液置换。2 h后伤口仍在出血。血红蛋白（Hb）为70 g/L，血细胞比容（HCT）为21%。最后1 h尿量为0.5 mL/kg。外科医师要求急诊手术打开伤口止血。

i. 临床麻醉中字母ASA PS通常代表什么？

ii. 准确写出每个分级。

iii. 该患者术前ASA分级是什么？

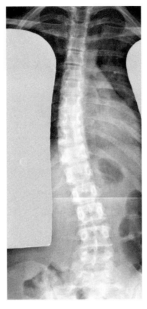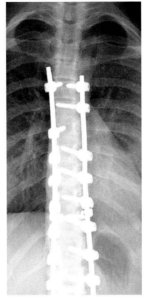

图7a　**手术前**　　　　图7b　**手术后**

iv. 手术后10 h该患者ASA分级是什么?

答案7

i. ASA PS为美国麻醉医师协会生理状态分级。ASA分级于1963年提出,试图根据患者生理异常程度,通过评分系统对患者进行分类,即ASA PS指数。其作为麻醉和手术前患者健康状况的客观评估手段,也可作为一种手段回顾性分析哪些患者手术效果优于预期,哪些患者结果比预期差。

ii. Ⅰ=正常健康患者;Ⅱ=患者存在轻度系统性疾病;Ⅲ=患者存在严重系统性疾病;Ⅳ=患者存在严重系统性疾病并危及生命;Ⅴ=不手术就无法存活的垂死患者;Ⅵ=宣布脑死亡的患者,需摘除其器官用于移植。添加后缀E表示急诊手术。

iii. 该患者术前为ASA Ⅰ级。需要说明,拟行手术的大小,与ASA分级并无相关性。

iv. 该患者术后10 h为ASA Ⅲ E级,因为此时ASA状态比Ⅱ级差,Ⅱ级表示 "轻度系统性疾病",但ASA状态尚未达到"威胁生命"的程度,因为尿 量仍在可接受范围。该患者需要急诊手术,因此ASA分级中应加E。

问题 8

8. 头部受伤患者转诊至神经外科的10个适应证是什么?

答案 8

头部受伤患者出现以下10个特征时应请神经外科医师会诊:
- CT扫描显示近期颅内损害。
- 患者符合CT扫描的标准,但不具备检查时机。
- 初期复苏后持续昏迷(GCS 8/15或更低)。
- 神志不清持续超过4 h。
- 入院后格拉斯哥昏迷评分显示意识水平恶化的患者。GCS评分中运 动或语言评分持续降低1分,或睁眼评分降低2分,即可请神经外科医 师会诊。神经外科医师推荐明确每一项评分而并非一简单数字。最 好能精确描述GCS。
- 进行性局部神经体征。
- 未完全恢复的癫痫发作。
- 复合性凹陷颅骨骨折。
- 确定或疑似穿透伤。
- 脑脊液漏或颅底骨折的其他表现[Battle征,耳后挫伤或双侧眶周血 肿(熊猫眼)]。

9. 患者入手术室行主动脉内球囊反搏心脏手术,监测显示动脉波形(图
   9a)。

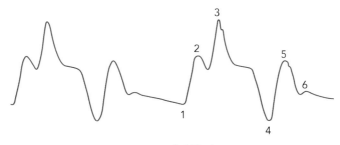

图9a 动脉波形

i. 请将下列标签与图中波峰或波谷进行配对:收缩压峰值(PSP),辅助收
   缩压峰值(APSP),重搏切迹(DN),患者主动脉舒张末期压(PAEDP),球
   囊主动脉舒张末期压(BAEDP),舒张压峰值(PDP)。
ii. 确定下列哪个参数设置不当:球囊充气或球囊收缩?
iii. 明确参数设置是否太早或太晚?
iv. 识别辅助比。
v. 应采取什么措施?为什么?

i. 每个波峰标签如图显示(9b):1 = PAEDP;2 = PSP(仅为患者心跳所
   致);3 = PDP;4 = BAEDP;5 = APSP;6 = DN。
ii. 球囊扩张设置不当。
iii. 球囊扩张设置过早。
iv. 动脉波形(9a)显示主动脉内球囊泵辅助比为1:2。患者心脏每收缩2次

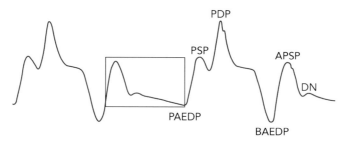

图9b　辅助比为1:2的球囊时间

出现1次球囊循环（扩张和收缩）。这样设置有助于识别患者动脉压力波形，以指导时间设置。

v. 恰当的处理是延迟球囊扩张时间，直至其出现在DN前。图9b显示辅助比为1：2的球囊时间。患者产生的动脉升支如图9b框中显示。PSP和PSP峰是由患者收缩期射血产生。PDP是球囊在舒张期扩张的结果。BAEDP是在收缩期之前球囊收缩所致。图9a表明球囊扩张过早。球囊扩张的目标是使主动脉舒张压迅速上升，从而增加冠状动脉循环的氧供。球囊扩张应正好发生在动脉波DN之前。扩张时机恰当时PDP会大于PSP。球囊扩张过早会导致主动脉瓣过早关闭。这样可减少每搏量和心排血量。

问题10

10.

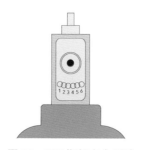

图10　PIN指数安全系统

i. 这是什么？

ii. 哪些数字表示O_2、N_2O、CO_2和空气的PIN配置？

i. 麻醉机轭架装置上的每个医用气体均有特定的PIN配置，而压缩气缸阀门孔的结构与之相匹配，可确保安装在轭架装置上的压缩气缸接口不会发生错误。如果PIN装置与气缸阀门孔不匹配，气体出口将无法有效密封，会出现气体泄露。

ii. 图中PIN装置对应的气体是：O_2 = 2和5；N_2O = 3和5；CO_2 = 1和6[*]；空气 = 1和5。([*]不再安装在麻醉机上)

11. 绘制一个指数清除曲线[例如，预吸氧期间氮气的洗出过程(清除)]。

i. 指数清除曲线中半衰期的定义。

ii. 指数清除曲线中时间常数的定义。

iii. 指数清除曲线中，半衰期和时间常数，哪个需要更长时间才能达到？

iv. 举例说明指数清除曲线中，半衰期或时间常数与下列因素有关：

- 心血管系统
- 呼吸系统
- 肝脏系统
- 麻醉系统

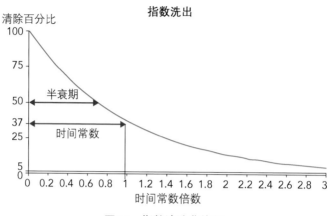

图 11　指数清除曲线图

i. 半衰期的定义：清除过程完成50%所需的时间。

ii. 时间常数：清除过程完成63%所需的时间。另一个定义是：如果保持最初的变化速率不变，清除过程完成所需的时间。

iii. 半衰期只需要清除过程完成50%所需的时间，而时间常数则需要完成63%所需的时间。时间常数是半衰期的1.44倍。

iv.
- 心血管系统：舒张径流，热稀释法和其他心排血量的测量，注射的溶剂与血液混合。
- 呼吸系统：呼吸过程中肺的充盈和排空，诱导期间挥发性麻醉剂的洗入，预吸氧过程中氮气的洗出。
- 肝脏系统：血液中药物和毒素的代谢/清除。
- 麻醉系统：挥发性麻醉剂进入循环呼吸回路的洗入过程。

问题 12

12. 男性患者，64岁，拟行腹主动脉瘤修复术。既往有心脏手术史。麻醉诱

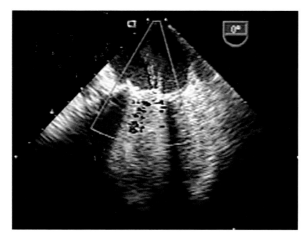

图12　患者四腔心切面图

导平稳,经食管置入TOE探头监测心室功能。四腔心切面如图12。

i.　如何诊断?

ii.　如何处理?

i.　这是TOE的横截面图(0°)。左心房在图像顶部,其后方有两条狭窄的彩色多普勒血流。左心腔模糊不清。该患者既往进行过二尖瓣置换术,置入St. Jude二叶瓣膜。该瓣膜一般有两条小的中心性反流束。任何人工瓣膜缝合环以外的可见反流束均不正常,提示存在瓣周漏。

ii.　该患者图像显示为正常功能的人工瓣膜,因此无须处理。

问题13

13.　患者气管插管后,检测呼气末CO_2分压并听诊双侧呼吸音确定气管导

管位置，麻醉科医师妥善固定气管
导管。

i. 麻醉储气囊如图13所示，麻醉科医师应如何处理（两种可能性）？

ii. 如果APL（可调式减压阀）（pop-off阀）设定在70 cmH₂O，呼吸系统中可产生的最大压力是多少？

iii. 设计麻醉储气囊的主要目的是限定最大压力以最大程度的降低气压伤风险，这个压力范围是多少？

iv. 什么是塑性变形（相对于弹性变形）？

v. 列出麻醉储气囊的5个功能？

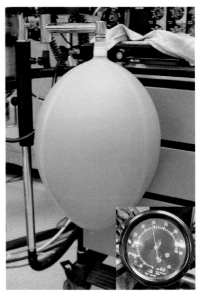

图13　麻醉储气囊

答案13

i. 使APL阀门位于关闭（高压）位置，或者不要将麻醉机切换至机械通气模式 *。

ii. 巨大的储气囊与呼吸回路内的最大压力应小于60 cmH₂O。该病例中为40 cmH₂O。

iii. 储气囊设计的极限压力小于50 ～ 60 cmH₂O。

iv. 塑性变形是储气囊体积增加而压力并无显著增加的现象。其与弹性变形［更常见（例如橡胶筋或弹簧）］相反，弹性变形随着体积增加而反弹力（压力）持续增加。

v. 储气囊可持续收集新鲜气体以备间断使用，例如自主呼吸或手控通气；允许持续低新鲜气体流量以用于间断高流量；可用于手控通气；可直接

---

* 译者注：原文如此。应为：使 APL 阀门位于开放位置，或将麻醉机切换至机械通气模式。

观察自主呼吸:呼吸速度、潮气量、模式(I:E比、呼气暂停);为避免呼吸回路中压力过高提供安全保障。

14. 新生儿ICU,请您对该患儿进行术前评估(图14)。

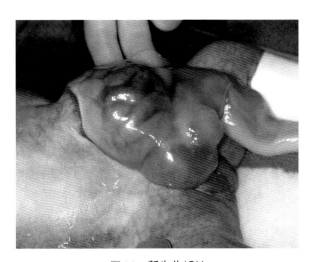

图14 新生儿ICU

i. 对该新生儿的诊断是什么?请叙述其胚胎学。

ii. 其与腹裂有何不同?

iii. 麻醉应关注哪些?

i. 该患儿存在脐膨出。脐膨出是由于肠管不能从卵黄囊返回腹腔而引起。在脐带形成过程中,膜囊覆盖肠内容物形成疝,出生时即可出现脐膨出。

ii. 腹裂为肠管突出脐侧,继发于肠系膜动脉闭塞,且无膜覆盖。与腹裂不同,脐膨出常与其他先天性缺陷有关,包括贝-威(Beckwith-Wiedmann)综合征(巨舌症、低血糖、红细胞增多症)和心脏异常。

iii. 该患儿可能存在插管困难。ECMO可识别可能存在的室间隔缺损和/或分流。因为脱水比较常见,所以必须静脉补液。在肠管上覆盖塑料薄膜以保温和最大程度的降低液体非显性丢失。采取快速顺序诱导或清醒插管诱导麻醉。减少肠管切除可导致腹腔内压力急剧增加,通气受损,腹部器官或下肢血流灌注降低。应进行分期手术,将肠管置于聚酰胺纤维袋中,之后分期逐渐缩小。

问题15

15.

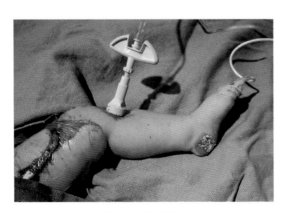

图15 髓内输液针

i. 这是什么装置?

ii. 使用该装置的适应证是什么? 可用于哪些患者?

iii. 使用该装置时应首选哪些部位?

iv. 该方法所获得的标本可进行什么检测项目?

v. 可通过该装置给予哪些液体、血制品和药物?

vi. 列出该装置的使用禁忌。

vii. 列出该装置使用中的并发症。

答案15

i. 该装置为髓内输液针（IO）。图示该装置位置正确，同时患者股静脉插管。最初，图中患者严重休克以至于无法进行股静脉插管，此时IO针在救治中发挥了至关重要的作用。

ii. 当静脉通路无法有效用于液体复苏时，可使用IO针。既往IO针只用于儿童，2005年对IO针产品进行改进，使其可安全、可靠的用于建立成人静脉通路，同时该方法也被纳入ATLS指南。

iii. 可选择以下部位：

- 胫骨近端：前内侧面，胫骨粗隆以下2～3 cm处。
- 胫骨远端：内踝近端。注意：儿童IO针不能置入胫骨粗隆上方的骨骺生长板处。
- 股骨远端：外踝上中线2～3 cm处。
- 髂嵴亦可使用，但并非首选部位。应尽可能避免选择感染区域。

iv. 通过此装置可抽取骨髓，检测FBC（CBC）、交叉配血、尿素氮和电解质。必须告知实验室工作人员样本是骨髓，否则可能导致自动分析仪器损坏。

v. 晶体液、血制品和许多药物可通过IO针输注。液体必须加压输注，因为标准输液装置中液体无法自动进入骨髓。药物在20 s内即可到达中心循环。

vi. 禁忌证包括同侧骨折和同侧血管损伤，因为输入的液体会从损伤部位渗出。成骨不全症是一种罕见的禁忌证，其特点是骨骼缺乏骨细胞及易发生骨折。如果在此情况下放置IO针，可导致永久性畸形。

vii. 并发症包括血管外渗/骨膜下输注、骨髓炎/局部感染、皮肤坏死、骨筋膜间室综合征、脂肪和骨微栓子。

16. 女性患者,57岁,拟行腹腔镜胆囊切除术。主诉近期有病毒感染史,有时出现轻度呼吸急促,但无发热。丙泊酚麻醉诱导,血压急剧下降,补液和升压药物治疗效果不佳。患者病情稳定后,进行TOE检查(图16)。

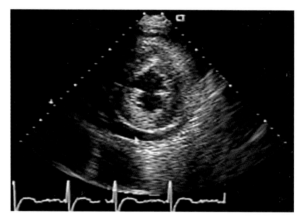

图16　患者TOE检查图

i.　该患者诊断是什么?

ii.　应如何处理?

i.　该患者TOE经胃左心室短轴切面显示:心包腔大量积液(即大量心包积液)。心室腔充盈。患者麻醉后血压下降是由心室前负荷减少和严重的心包填塞所致。

ii.　胆囊切除术应取消。应请心脏外科医师会诊行心包穿刺或心包切开引流。

17.

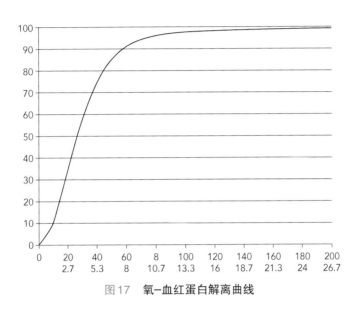

图17　氧-血红蛋白解离曲线

i.　　X轴（横坐标）表示什么？

ii.　　Y轴（纵坐标）表示什么？

iii.　列出促使曲线右移的4个因素，其中3个因素为代谢产物。

iv.　这些因素促使曲线右移，为什么有利（有用）？

答案 17

i.　　X轴（横坐标）表示氧分压，单位为mmHg/kPa。

ii.　　Y轴（纵坐标）表示饱和度（0～100%）。Y轴也可表示氧含量。当血红蛋白水平为15 g/100 mL，每100 mL血液中含氧气0～20 mL。

iii.　H^+（酸中毒）、CO_2、温度和2-3DPG增加。

iv. 氧-血红蛋白解离曲线右移,血红蛋白分子释放O_2。注意,代谢产物增加,氧输送(解离)增加,因此,局部代谢(参见iii)增加O_2供而不增加心排血量。

问题18

18.

i. 全身炎症反应综合征(SIRS)的定义。

ii. 脓毒症的定义。

iii. 感染性休克的定义。

答案18

i. SIRS的特点是具有以下两个或两个以上的症状:病理原因引起的体温、呼吸、心率或白细胞计数发生变化(表18a)。

表18a　SIRS的特点及发生原因

SIRS的特点	发生原因
任意两个或两个以上症状:	感染
• 高热,体温 > 38.3 ℃或低温,体温 < 36 ℃	肠内毒素
• 精神状态急性改变	缺血
• 心动过速,心率 > 90次/min;呼吸急促,呼吸 > 20次/min	多发伤
• 白细胞增多(> 12 000 μl^{-1})或白细胞减少(< 4 000 μl^{-1})或改变 > 10%	有毒物质
	胰腺炎
• 在没有糖尿病的情况下发生高血糖(> 6.7 mmol/L)	休克
	热损伤

ii. 脓毒症是由明确病因(例如已知的菌血症)或高度怀疑感染(如CT扫描发现腹腔内脓肿)所引起的SIRS。

iii. 感染性休克是脓毒症并发器官衰竭（表18b）和对液体治疗反应不佳的低血压。

表18b 脓毒症并发器官衰竭征象

受影响的器官	器官衰竭征象
脑　部	意识模糊
肺　部	过度换气（呼吸频率 > 20次/min）。低氧血症（急性肺损伤定义为 PO_2/FIO_2 比值 < 40 kPa/300 mmHg）
心　脏	心率 > 90次/min
循环系统	血压 < 90 mmHg（或比患者基础血压低20 mmHg），静脉输液 20 mL/kg 无反应
肾　脏	尿量低于 0.5 mL/（kg·h）。尿素和肌酐升高。

问题 19

19.

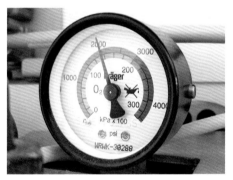 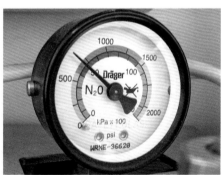

图19a　氧气压力表　　　　　　　　图19b　氧化亚氮压力表

i. 即使压力不同,氧气和氧化亚氮储气罐是否有可能同时"充满"？

ii. 为什么满的氧化亚氮储气罐（具有较低压力）比氧气罐（具有较高压力）包含的气体/蒸气分子多？

iii. 压力表显示值是否表示储气罐内还有多少气体？请解释原因。在室温下氧化亚氮并非理想气体,这一事实可以解释。何谓理想气体? 为什么氧化亚氮在室温下非理想气体?

iv. 储气罐压力随海拔高度和温度变化吗?

v. 当驱动压开始下降时,氧化亚氮含量占多少百分比?

vi. 当储气罐温度超过36.5 ℃时,氧化亚氮缸会爆炸吗? 为什么?

vii. 温度为36.5 ℃时,需要特别注意氧化亚氮,为什么?

答案19

i. 氧气在室温下属于一实质性气体,而氧化亚氮属于蒸汽,所以当压力充至2 000 psi(13 700 kPa)时,氧气瓶即充满。氧化亚氮储气罐内压力是由饱和蒸汽压测定(SVP),在室温(21 ℃)时为735 psi(4 400 kPa)。氧化亚氮储气罐必须通过称重以确定是否充满(通常储气罐内部体积约75% ~ 90%充满液态氧化亚氮)。

ii. 液态氧化亚氮(和储气罐中氧化亚氮蒸气)比气态氧包裹得更致密。

iii. 氧气储气罐上的压力表直接(准确)测量钢瓶中剩余的氧气量:当使用一半氧气时,压力减半。可以使用波义耳定律解释。对于理想气体,波义耳定律只适用于高于临界温度和压力的气体。波义耳定律公式:

$$在特定温度,P_1 \times V_1 = P_2 \times V_2$$

氧化亚氮储气罐内压力由SVP测定。只要储气罐内还有一滴氧化亚氮,钢瓶内的压力将保持不变[735 psi(4 400 kPa)]。室温低于氧化亚氮的临界温度(50 ℃)。理想气体必须遵循体积、压力和温度的"理想气体定律",因此,室温下氧化亚氮可受压液化,该温度下其缺乏恒定的压力和容积关系,并非理想气体,除非加热至50 ℃以上。

iv. 储气罐压力不随高度变化,而随温度变化。对于氧气,查尔斯定律适用:

$$体积不变,P_1/T_1 = P_2/T_2$$

对于氧化亚氮,SVP随温度增加而呈非线性增加。

v. 当储气罐压力开始下降时（钢瓶内最后一滴氧化亚氮蒸发后），钢瓶内有1/8（0.125%）氧化亚氮气体。

vi. 当温度超过临界温度时（所有液态氧化亚氮挥发成气态），氧化亚氮钢瓶不会发生爆炸。因为气体或蒸气接近临界温度而压力不符合理想气体定律，更易压缩（由于分子间的范德华吸引力）。

vii. 氧化亚氮的临界温度为36.5 ℃，所以低于此温度时钢瓶内将是液态与气态氧化亚氮的混合物。高于临界温度时全部为气态氧化亚氮。

问题20

20. 男性患者，24岁，因颈部疼痛和肿胀急诊就医（如图20）。患者神志不清，血压为75/40 mmHg，白细胞计数为23×10^9/L，体温39 ℃。

i. 该患者是否属于脓毒症？严重脓毒症或感染性休克？

ii. 在入院第一个小时内需要完成的六项措施是什么？

iii. 为什么对该患者的麻醉具有挑战性？

iv. 怎样实施麻醉？

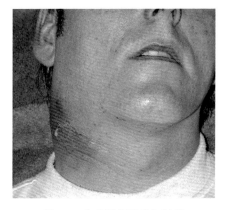

图20 **患者颈部疼痛和肿胀**

答案20

i. 该患者为脓毒症，因为其患有SIRS合并感染。患者有器官衰竭（意识模糊）的表现，但现有信息不足以判断其是否存在感染性休克。如果最初

3 h输注30 mL/kg晶体液（如哈特曼液）后患者血压仍无反应，则其存在感染性休克。

ii. 六项措施称为脓毒症六要素（拯救脓毒症运动），分别是给予高流量氧气；取血培养；使用抗生素；启动静脉液体复苏（多为大容量输液，如第一个小时补液10～20 mL/kg）；检测血红蛋白与静脉血乳酸（血红蛋白应＞70 g/L）和乳酸应＜4 mmol/L；准确监测尿量。

iii. 首先，脓肿作为脓毒症病灶具有全身效应。应首先考虑继续实施复苏治疗并权衡效果，而非急诊手术。应进行脓肿引流，否则患者可能无法完全恢复，因此，最初的复苏治疗后应尽快手术。

其次，脓肿的物理效应。虽然脓肿向皮肤外扩散，但颈部更深层组织也可能涉及。脓肿可能突然侵入气道，导致脓肿内容物误吸，随之发生吸入性肺炎。气管或食管可能形成瘘管，影响正压通气。脓肿包块也可能压迫阻塞气道。

iv. 复苏治疗后，患者应采用吸入麻醉诱导如七氟醚。吸入麻醉较静脉麻醉（快速顺序）诱导安全，因为如果脓肿巨大并压缩气管时，肌松药起效后呼吸道可能发生突然阻塞。患者深度镇静时可进行气道检查，然后吸入麻醉下气管插管或已明确呼吸道可维持的情况下使用肌松药。应实施气管插管，尽可能地避免因脓肿破裂而引起的呼吸道污染。气管插管后手术方可继续。因为存在严重脓毒症，术后治疗较为复杂，至关重要，因此必须将患者转运至ICU或监护室。

问题21

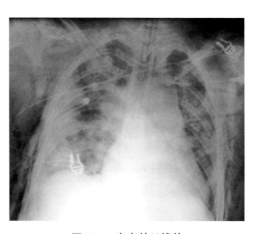

21. 一辆汽车以45 mph（72 km/h）的时速与一棵树相撞，图21a为18岁前排乘客的CXR。患者未系安全带，安全气囊仅部分充气。

图21a 患者的X线片

i. 该患者可能存在哪些损伤?

ii. 处理该患者时,当务之急是什么?

iii. 该X线片提示什么?

iv. 需要进行哪些检查以确定或排除可能危及生命的诊断?

i. 受伤机制可能提示病理性损伤。汽车以40 mph(64 km/h)的时速行驶,发生碰撞时前排乘客未系安全带,与仪表盘相撞可导致严重创伤(头、颈、胸、腹、骨盆和四肢)。若抛出车外,死亡率增加300%。

ii. X线片检查后,按照ATLS指南应保持气道开放、呼吸及循环稳定。CXR对随后明确的治疗具有重要作用。

iii. 纵隔增宽(轮廓异常)、左主支气管凹陷和左侧较小的胸膜顶(肺尖部肺实质上的非透亮区)均提示主动脉破裂。该CXR上还显示有:

- 硬件,多条线,ECG电极。
- 广泛皮下气肿提示气胸。
- 左侧胸腔引流不充分。胸腔内只有几厘米的引流管,并且引流管出口似乎位于皮肤。引流管需要重新安置在胸腔更深部位。
- 右侧胸腔引流管位置良好。
- 双侧肺挫伤。

iv. 需进行紧急主动脉造影并考虑心脏/胸科手术。诊断主动脉破裂,胸部CT的创伤性小于血管造影,但后者可确定主动脉撕裂的确切部位。该患者血管造影(图21b)显示,在胚胎学动脉导管的位置有一明显撕裂(箭头),

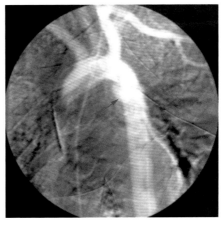

图21b　患者血管造影

29

沿肺动脉上方进入主动脉,该位置也是主动脉弓最薄弱的部位。只有外膜层可预防该破裂位置的大出血。

22. 图22为一女性患者,因慢性气短加重而至内科就诊。其主诉心脏不适较长时间,因为害怕而拒绝行心脏手术。请接诊患者并给予镇静治疗其气短症状。

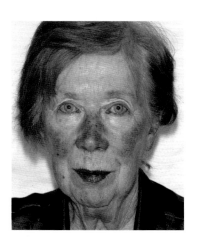

图22　患者面部特征图

i. 该患者面部特征提示存在哪种类型心脏病变,为什么会发生这种情况?

ii. 听诊可能闻及哪种心音? 其心脏问题还可能有哪些症状?

iii. 什么原因导致其呼吸困难?

iv. 什么治疗需要采取镇静措施?

v. 该患者拒绝接受什么手术?

vi. 如果其出现急腹症,应采用什么原则最大限度地保证其心血管系统安全?

i. 患者因严重的晚期二尖瓣狭窄显示经典二尖瓣面容。这种"颧颊潮红"与由肺动脉高压引起的血中CO_2浓度增高有关。

ii. 二尖瓣狭窄的特点是在心尖部位于舒张中期可闻及隆隆样响亮杂音,同时闻及明显的开瓣音,该杂音不向其他部位辐射。症状包括痰中带血和由持续性肺动脉高压引起的右心衰竭(如外周水肿包括踝关节肿胀和肝肿大)。明显的肝充血可能导致肝功能障碍。

iii. 心排血量突然下降(本病例出现房颤)导致该患者发生呼吸困难。其他原因包括妊娠、感染或代谢性疾病(如甲状腺功能障碍)导致的心脏氧需增加。二尖瓣狭窄患者,心房收缩可使左室充盈40%(为正常的15% ~ 20%)。发生房颤时,由于心房丧失节律性收缩而导致心脏失代偿。

iv. 新发房颤电复律,是其呼吸困难的原因。

v. 患者可能拒绝接受二尖瓣成形术或心内直视手术二尖瓣置换术。

vi. 经胸ECHO评估二尖瓣情况可发现二尖瓣病变的严重程度。正常成人二尖瓣的横截面积为$4 \sim 6 \, cm^2$。二尖瓣狭窄分为轻度($1.5 \sim 2.5 \, cm^2$),中度($1.1 \sim 1.5 \, cm^2$)或重度($\leqslant 1 \, cm^2$)。二尖瓣狭窄患者麻醉时,维持心排血量需要考虑:

- 心率是主要考虑因素,应维持在正常范围。因为每搏量受瓣膜狭窄程度限制,心动过缓可显著降低心排血量。心动过速对心排血量影响更大,因为瓣膜狭窄导致左心室舒张充盈时间不足。

- 如果房颤发生或恶化伴快速型心室率,可能发生急性肺水肿,应积极治疗(如电复律和/或胺碘酮注射)。注意液体平衡,维持左心室前负荷/每搏量,但注意避免液体过多导致肺水肿。地高辛可控制房性心律失常时的心室率。

- TOE监测肺动脉压力,针对其病因(如高碳酸血症、低氧、氧化亚氮)指导治疗非常重要。通过中心静脉通道监测CVP也有助于发现右心室衰竭症状并快速用药到达心脏。

问题23

23. 男性患者,32岁,意外事故入院,神志清楚,呼吸24次/min,心率110次/min,血压95/50 mmHg。

i. 该患者休克属于何种类型?

ii. 请叙述休克的分类并简介其救治方法。

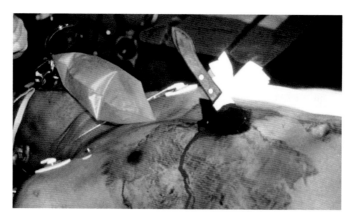

图 23 患者胸部受伤实景

iii. 该患者可能存在哪 6 种危及生命的胸部创伤,哪项必须在麻醉前检查处理?

i. 患者胸部刀刺伤,通过面罩吸入高流量氧气处理正确。意识清楚提示收缩压 > 50 mmHg)。根据美国外科学院 ATLS 指南定义(根据成人患者血容量百分比将休克分为 4 级),该患者属于第 3 级失血性休克。

ii. 休克分级:

- 1 级(失血量 0 ~ 15%,0 ~ 750 mL)。生命体征平稳。进一步观察是否存在潜在出血,尤其是出血原因不明时。手术止血并处理其他创伤。

- 2 级(失血量 15% ~ 30%,750 ~ 1 500 mL)。特点为舒张压升高(由于交感神经张力增加引起血管收缩)、脉压变窄和心动过速。该阶段可能不会发生在老年或服用某些药物(如 β 受体阻滞剂)的患者。患者通常焦虑,尿量减少,存在严重失血,应通过两个大口径(16 m)静脉导管快速输注 1 000 ~ 2 000 mL 哈特曼液治疗。因为可能进一步失血,所以必须考虑手术治疗,通过手术或影像学/血管造影查找出血位置。患者可能只是暂时液体治疗有效,因此必须进一步观察有无出血。

- 3级（失血量30%～40%，1 500～2 000 mL）。收缩压下降且心动过速明显，气促，伴呼吸频率加快。立即输注2 000 mL哈特曼液（加温），250 mL为一次剂量推注，使血压恢复至约90 mmHg，直至手术控制止血。如果血压仍不稳定，则应输注O型阴性血（译者注：血型检测结果未回报或交叉配血时间不允许时输注）。需要紧急手术止血。收缩压较高时会加剧出血，输液也会稀释凝血因子。注意必须给予足量液体，同时避免过量，直至手术止血，患者生命体征正常。
- 4级（失血量40%，＞2 000 mL），即危及生命。需在几分钟内控制出血。容量治疗的同时立即手术。强调复苏和手术同时进行。

iii. 6种胸部创伤包括气道梗阻；张力性气胸；大量血胸、大的开放性气胸；连枷胸；心包填塞。该患者可能存在除连枷胸（由钝挫伤所致）外的所有创伤。腹腔可延伸至乳头，因此该患者除了胸腔损伤，可能还会合并腹部结构（如肝、胃、胰、脾和肠）损伤。

问题24

24. 男性患者（学生），22岁，择期手术全麻下行阻生齿拔除术。术前评价时主诉常感心悸，伴轻度呼吸急促。其ECG如图24所示。

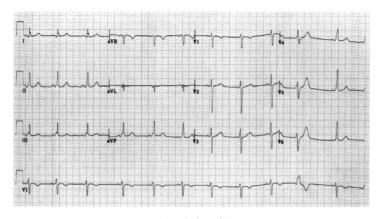

图24 患者心电图

i.   心电图显示什么？

ii.   未行进一步检查的情况下能否手术？

iii.   如需急诊手术，如何麻醉以尽量降低风险？如何处理心律失常？

答案24

i.   心电图显示为WPW综合征，由异常的传导旁路（Kent束）引起。旁路激活时，会导致心房和心室间的快速折返性心动过速（如阵发性室上性心动过速）。阵发性心房扑动或颤动（PAF）是WPW最常见的表现，但如心动过速太快，心室无法充盈，则会导致晕厥甚至死亡。ECG特点是在导联Ⅱ、Ⅲ、aVF及V4～V6出现短PR间期和Δ形R波。

ii.   不能。该手术并非紧急手术，应请心脏科医生会诊后再考虑手术。射频消融是有症状的WPW最佳治疗方法，应在择期手术前进行。也可采用Singh–Vaughan Williams IA、IC或Ⅲ类药物进行治疗。

iii.   急诊手术情况下则必须面对这种情况。交感神经刺激更易诱发急性阵发性房性心动过速，因此应避免使用拟交感神经药物或过度焦虑，继续使用抗心律失常药物。直接喉镜暴露前静脉注射足量静脉麻醉药，辅以阿片类药物或静注利多卡因，防止喉镜暴露与气管插管导致的交感神经系统兴奋及相关的心律失常风险。应避免使用氯胺酮。WPW患者推荐使用胺碘酮或普鲁卡因胺治疗，这两种药物均可增加旁路不应期。其他抗心律失常药物，如腺苷、维拉帕米、β受体阻滞剂和地高辛应避免使用。这些药物通过抑制正常传导通路而加速AV旁路的传导，心律失常时增加心室反应。围术期如果快速性心律失常威胁患者生命，应考虑电紧急复律。

25. 男性患者, 62 岁, 拟行腹腔镜胆囊切除术(图25)。2周前行术前评估, 血压为160/100 mmHg, 手术前1天至医院再次评估血压。患者2个月前开始口服苄氟噻嗪(2.5 mg), 其间未测血压。过去2周内晨起头疼。

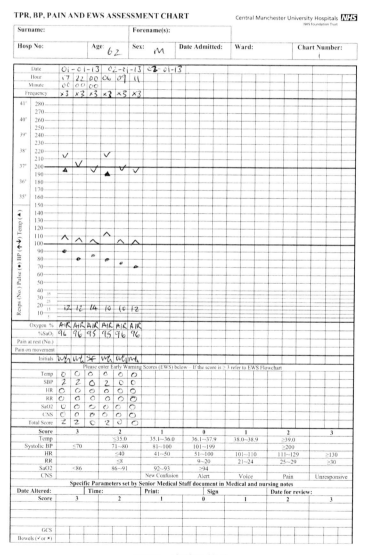

图25　术前评估单

i. 高血压的定义。

ii. 解读图表中的BP。

iii. 次日是否继续手术？为什么？

iv. 如何能快速控制其血压？

答案25

i. 英国国家临床卓越研究机构（NICE）2011年指南（与美国疾病控制中心的分类相似）对高血压进行定义，分为三级：

- 1级高血压：在医院血压 ≥ 140/90 mmHg，且随后每天动态血压监测（ABPM）或家庭血压监测（HBPM）平均值 ≥ 135/85 mmHg。
- 2级高血压：在医院血压 ≥ 160/100 mmHg，且随后每日ABPM或HBPM平均值 ≥ 150/95 mmHg。
- 严重高血压：在医院收缩压 ≥ 180 mmHg或舒张压 ≥ 110 mmHg。

ii. 该图表中显示为严重高血压，因为连续3次血压在210/110 mmHg和195/105 mmHg之间，治疗30 min后离院。虽然对医院环境和检查流程熟悉后会使血压下降，该患者仍应当天后续时间内每30 min检测一次血压。

iii. 这种程度的高血压，手术应推迟至血压稳定后进行。患者严重高血压并主诉有症状（头痛），应留院观察并请高血压专家会诊处理。需要进一步检查确定有无其他器官损伤（如ECG、ECHO、FBC、尿素氮、电解质、肝功能、凝血试验）。如果出现严重的血压峰值，应收集24 h尿检测尿香草扁桃酸和3-甲氧基肾上腺素以排除嗜铬细胞瘤。3-甲氧基肾上腺素血浆检测对嗜铬细胞瘤敏感，但特异性低于尿液检测。

iv. 舒张压 < 110 mmHg时，推迟手术存在争议。该患者血压高于该值，存在高血压危象的风险，需要治疗。无自觉症状如头痛、视觉障碍或终末器官功能改变（如肾功能不全或左室肥厚伴劳损），舒张压不高于110 mmHg时，可考虑手术。以上建议参考自一项较小但被广泛引用的研究，之后关于高血压患者围术期风险的梅塔分析（meta-analysis）也支

持该观点。该患者应加用抗高血压药物(钙通道阻滞剂或β受体阻滞剂,但不同时服用)。

问题26

26.

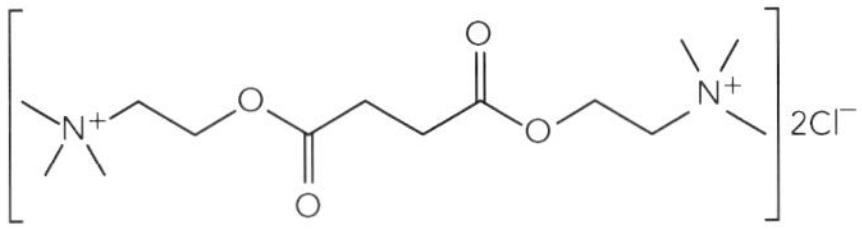

图26a 肌松剂分子结构图

i. 该分子式所代表的药物是什么?
ii. 简述该药物的作用机制。
iii. 简述该药物作用持续时间短的原因,对于特殊患者该药物作用持续时间延长的原因?
iv. 该药物是否可用于24 h内全身烧伤面积达30%的患者?
v. 烧伤患者应用该药物的风险?
vi. 烧伤患者对于非去极化肌松药是否更敏感或敏感性降低? 为什么?

答案26

i. 该分子式代表的药物为琥珀酰胆碱(司可林),由两分子乙酰胆碱(ACh)通过酯键连接(图26b、26c红圈所示)构成。该结构(图26b)产生神经肌肉阻断特性。
ii. 乙酰胆碱与神经肌肉接头结合,使其向神经肌肉终板释放电信号引起肌肉收缩。存在于突触间隙的乙酰胆碱酯酶迅速分解代谢ACh为无活性的胆碱和乙酸甘油酯。琥珀酰胆碱通过模拟ACh使肌细胞膜发生去极化，且防止其复极，从而达到阻断神经肌肉接头的作用。

iii. 琥珀酰胆碱有一个酯键（图26c），即连接两个碳原子与一个氧原子的化学键（图26b）。酯键易被血液中普遍存在的血浆胆碱酯酶水解，因此在血浆胆碱酯酶水平正常的患者中琥珀酰胆碱被迅速分解。罕见情况下，患者可能缺乏血浆胆碱酯酶，如严重营养不良或肝疾病，服用某些药物（如抗胆碱酯酶药、氯丙嗪、二乙氧膦酰硫胆碱滴眼液）及遗传性非典型血浆胆碱酯酶无法代谢琥珀酰胆碱，琥珀酰胆碱作用时间延长。

iv. 可以。烧伤患者使用琥珀酰胆碱的直接风险是其潜在的插管困难。

v. 大面积烧伤患者使用琥珀酰胆碱诱导实施气管插管可能导致致命的高钾血症，但这种效应需要数天时间形成。烧伤后24～72 h内可使用琥珀酰胆碱。72 h后特别是烧伤后9～60 d，高钾血症可能导致心搏骤停。这与烧伤组织及其周围组织中神经肌肉接头外ACh受体增殖有关，使用琥珀酰胆碱导致大量钾离子突然外流入血。肌肉营养不良或截瘫患者也出现类似的神经肌肉接头异常和效应。

vi. 大面积烧伤患者对于非去极化肌松药相对耐药，是由于ACh受体数目增加所致（如上所述）。这种异常的肌松剂反应将持续数月，且只要存在大面积烧伤处未移植皮肤，这种耐药性也会持续存在。

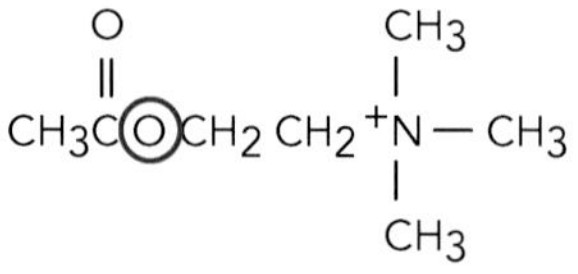

图26b 分子式（一） 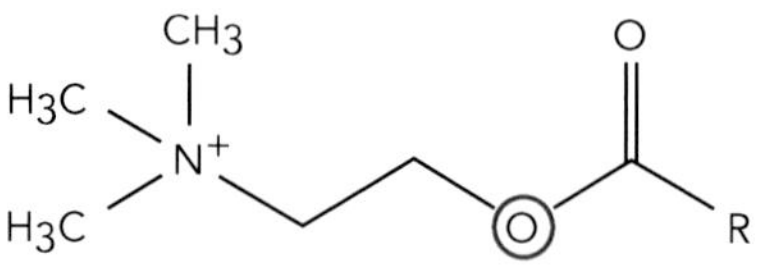   图26c 分子式（二）

问题27

27.

i. 如何利用这些血纱布（剖腹探查纱布垫和"4×4 s"）（图27）估算术中失血量。

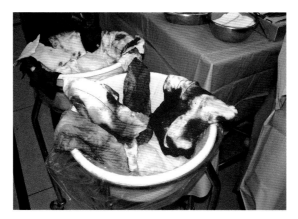

图27　血纱布

ii.　请列出至少5种估算失血量的静态和/或动态方法。

答案27

i.　通过血纱布称重可估算出血量。1 mL血液重量约等于1 g，由于红细胞和血浆的平均相对密度为1.029 3和1.027 0。为减少蒸发量，浸血纱布离开手术台应尽快称重。这种简单而广泛使用的方法通常低估失血量约25%，原因是无菌巾、手术衣、手术台上的血液无法测量。容积法即记录吸引瓶中的失血量，但该方法误差范围较大。

ii.　● 由于CVP降低可反映循环血量和血管床容量的不足，故认为CVP监测可定性评估失血量。然而近期研究对此观点提出质疑。

　　● 创伤患者的失血量评估可通过损伤部位进行；如闭合性股骨骨折合并中度大腿肿胀失血量可能高达2 L。心血管参数、皮肤和重要器官灌注的改变可粗略估计失血程度。

　　● 既往也采用比色法估计失血量，在已知容量的溶液中对浸血纱布、手术衣等进行清洗，测定该溶液血红蛋白浓度。已经证实，比色法的准确性差于称重法。

　　● 控制呼吸时诸如脉压变化的动态参数可更准确地反映患者血容量

（前负荷）状态。

- 对外周动脉波形进行高级数学分析（如爱德华公司的Vigileo与Flotrac）也可显示外周血管阻力状态，是评估有效血容量的动态指标之一。

问题28

28. 颅底结构如图28所示。3个箭头分别表示颅骨3个不同的孔。

i. 3种颜色箭头分别标示什么结构？

ii. 通过所有孔的共同结构是什么？其分支有哪些？

iii. 麻醉科医师了解该解剖结构的重要性体现何在？

iv. 什么操作需要穿刺针通过红色箭头所示小孔的解剖结构？

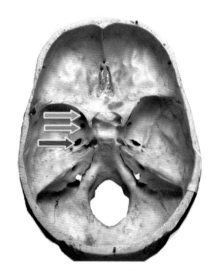

图28　颅底结构图

答案28

i. 绿色箭头为眶上裂；蓝色箭头为圆孔；红色箭头为卵圆孔。

ii. 三叉神经有3个分支：眼支、上颌支和下颌支。每个分支分别通过上述3个小孔。

iii. 要使用局部麻醉药治疗顽固性三叉神经痛，麻醉科医师必须了解卵圆孔解剖结构。

iv. 在影像学指导下通过卵圆孔注射局部麻醉药，可阻滞整个三叉神经。

29.

i. 慢性术后疼痛的定义。

ii. 简述慢性术后疼痛的发生过程及其危险因素。

iii. 常见手术后慢性术后疼痛的发生率是多少?

iv. 如何预防慢性术后疼痛?

答案 29

i. 慢性术后疼痛虽较常见,但仍没有公认的定义。多数临床医师将其定义为术后发生的疼痛;持续时间至少2个月;排除其他原因(如恶性肿瘤/感染)引起的疼痛;或排除手术前已经存在的疼痛。

ii. 周围神经损伤可导致钠通道表达增加,导致痛觉神经纤维敏感性增加。这些敏感的初级传入神经自发放电,神经末梢释放谷氨酸增加,作用于谷氨酸受体,触发疼痛冲动,降低疼痛阈值并增强对外周刺激的反应。许多因素影响其发生(引起慢性术后疼痛的因素有):已经存在的疼痛;遗传变异(编码儿茶酚甲基转移酶的单核苷酸多态性与慢性疼痛的发展有关);心理因素如严重恐惧手术或既往抑郁/焦虑史。

iii. 发病率取决于已行手术的类型。开胸术后发病率最高(达50%),第二位是全麻下输精管结扎术。乳腺手术发病率30% ~ 35%,疝修补术和子宫下段剖宫产瘢痕疼痛的慢性术后疼痛程度发病率为5% ~ 20%。

iv. 唯一公认的预防择期手术神经病理性疼痛的方法是对受影响的神经选择局部麻醉药进行超前镇痛。超前镇痛必须在首次创伤前进行,并持续至术后数小时。

30. 男性患者,59岁,有缺血性心肌病和心功能不全。拟行左心室辅助装置植入术,以等待心脏移植。在辅助泵启动和体外循环(CPB)停机时,患者血氧饱和度急剧下降。

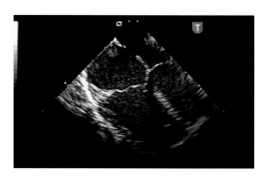

图30　四腔心切面

i. 出现该问题的原因是什么?
ii. 放置TOE,如图30所示,诊断是什么?

答案30

i. 原因包括CPB停机时通气失败、吸入氧浓度不足、肺水肿、肺栓塞、卵圆孔未闭(PFO)和房间隔缺损(ASD)。

ii. 该图像是四腔心切面,显示ASD约1 cm大小。左心室辅助装置充满来自左心室心尖部或左心房的血液。ASD(或PFO)的存在使全身静脉血直接进入辅助装置,而不通过肺循环,导致右向左分流,由此出现严重低氧血症。解决此问题的必要措施是修补ASD。

问题31

31.
i. 图31中患者自控镇痛(PCA)红圈所示结构的主要作用是什么?

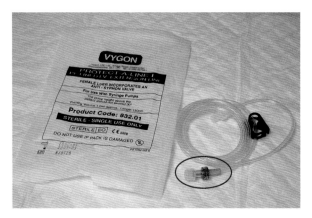

图31　患者自控镇痛装置

ii.　该装置的重要性体现在哪里?

iii.　PCA使用中的常见问题有哪些?

答案31

i.　主要作用为防虹吸阀或防回流阀。

ii.　若将标准模式的镇痛泵置于患者右心水平,产生的虹吸效应会导致镇痛泵内药物快速排空注入患者体内。镇痛泵导致的致死性病例与此有关。

iii.
- 患者可能无法理解、不能按压镇痛泵按钮(如老年患者、学习存在困难的患者)而无法使用镇痛泵。
- 患者可能由于身体原因无法使用镇痛泵(如关节炎影响手关节)。
- 受过训练的医务人员必须指导并监护患者安全使用PCA。
- 在未输注任何药物期间没有背景输注时,如未给予PCA药物单次注射,患者可能会因疼痛而苏醒。
- PCA作为一种高科技系统,也存在潜在的致命错误。向PCA装置中注入药物或调试PCA装置时可能发生人为错误。与所有设备一样,虽然可能发生技术性错误,但较少发生。
- PCA设备必须足够且随时可用。

32. 男性患者, 52岁, 肺气肿、右掌腱膜挛缩症, 拟在区域阻滞下行掌腱膜松解术。患者既往患有"冷冻肩", 无法充分外展手臂行腋窝臂丛神经阻滞。更改阻滞方法, 手臂截面如图32所示。

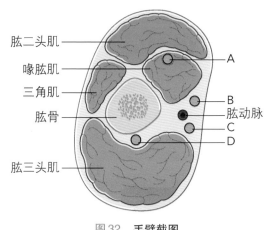

图32　手臂截图

i.　该图示可选择的区域阻滞是什么?

ii.　每个目标神经(A ~ D)的名称是什么?

iii.　腋窝臂丛神经阻滞通常不能阻滞哪根神经?

i.　肱骨中段神经阻滞。

ii.　A为肌皮神经, B为正中神经, C为尺神经, D为桡神经。

iii.　肌皮神经。肌皮神经发自臂丛, 位于腋神经阻滞常用穿刺点上方。
　　肱骨中段神经阻滞是在三角肌水平入路。使用神经刺激器可单独识别
　　每个神经:

- 肌皮神经：屈肘,前臂外旋。
- 正中神经：前臂旋前,外侧3指屈曲,拇指屈曲和内收;腕关节屈曲和外展。
- 尺神经：向尺侧腕屈和伸展,内侧两指屈曲。
- 桡神经：肘关节伸展,腕关节向桡侧伸展,手指伸展。

问题33

33. 男性患者,48岁,红细胞增多症(图33)。因右脚严重缺血拟行小腿截肢术。每天抽烟40支,患者隐瞒了偶尔胸部闷痛的病史。血红蛋白190 g/L。

i. 患者最可能的诊断是什么?

ii. 出现红细胞增多症的原因?

iii. 关注患者红细胞增多症为什么至关重要?应如何治疗?

iv. 你还会考虑其他诊断吗?

v. 该患者应如何术前准备?

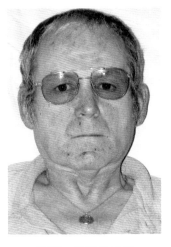

图33 某男性患者

答案33

i. 该患者患有周围血管疾病、缺血性心脏病和明显的红细胞增多症,重度嗜烟。吸烟通常不会使血红蛋白高于正常水平,因此需要进一步检查。患者有真性红细胞增多症(PRV),可发生血栓性事件,包括脑血管意外、短暂性脑缺血发作、视网膜静脉血栓形成、视网膜中央动脉阻塞、心肌梗死、心绞痛、肺栓塞、肝及门静脉血栓形成,深静脉血栓形成及外周动脉闭塞。PRV可出现胃肠道或其他器官出血，血管收缩功能紊乱［头痛、头晕、肢端感觉迟钝（即手掌或脚底疼痛或感觉改变）］，视觉症状。罕见情况下出现由肢体微血管闭塞导致神经血管痛，即红斑性肢痛症。

ii. 肾脏存在低氧时，通过对存在于肾间质细胞的氧感受器刺激产生促红细胞生成素。肾脏低氧可能继发于高一氧化碳水平（吸烟者）、生活在高海拔地区或慢性心肺疾病。肾血管疾病或多囊肾可导致肾缺血，产生类似效果。

iii. 红细胞增多症患者的检查内容包括：FBC（CBC）（男性血细胞比容 > 54%，女性血细胞比容 > 50% 诊断为红细胞增多症）；尿素氮和电解质（评估肾功能）；红细胞计数（ > 正常的125%时诊断为病理性红细胞增多症）；CXR和动脉血气（评价呼吸功能并除外慢性缺氧）；腹部超声（检查多囊肾）；骨髓穿刺（检查红细胞和其他细胞成分血）；促红细胞生成素水平（如果促红细胞生成素水平低则诊断PRV）；血液黏度（血细胞比容增高促进血小板内皮细胞相互作用，导致血栓形成；治疗性血细胞比容和血小板计数减少，但不能消除血栓形成的风险）。

iv. "明显的红细胞增多"（血细胞比容升高但数量并未增加）与脱水、使用利尿剂、吸烟和高血压相关。继发性红细胞增多症可发生于促红细胞生成素分泌代偿性增加（由组织缺氧导致）或氧非依赖性促红细胞生成素生成增加（肿瘤所致）。

v. 该患者需接受心脏检查。PRV的治疗包括放血疗法（每天最多500 mL）使男性血细胞比容值 < 45%、女性 < 42%。一旦血细胞比容得到控制，即可手术。血栓高风险患者（年龄 > 60岁或既往血栓形成病史），化疗联合羟基脲可作为放血疗法的补充。低剂量阿司匹林（75 mg/d）可有效缓解血管舒缩症状并预防血栓形成。深静脉血栓形成患者应使用该药物。因可能增加GI出血风险，是否使用其他抗凝药物存在争议。

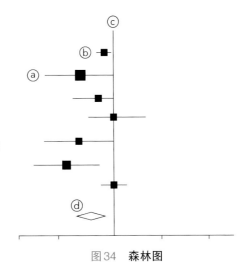

34.

i. 图34代表什么?

ii. 解释图中标记内容a～d的意义。

iii. 简述梅塔分析的潜在缺陷。

图34 森林图

答案34

i. 森林图(blobbogram),是对多个随机对照临床试验进行梅塔分析后结果以图表形式表示。梅塔分析将所有研究的优势比或效应量合并分析,评价某种治疗的效果。本例是对可能发生早产的孕妇使用激素的效果进行梅塔分析,共纳入七项随机对照试验,比较激素组和对照组的婴儿存活率。

ii. 水平线代表该研究的95%可信区间(a)。每条线上的黑色正方形(b)以优势比(效应量)表示研究结果。正方形的大小,取决于研究中的样本量,表示单项研究对最终结果的相对权重。垂直线(c)是"无效线"(通常表示优势比为1,即治疗组和对照组间结果无统计学差异)。如果该事件发生的可能性大,则优势比增加,向右移动;可能性小则优势比降低,向左移动。若一项研究发现不良事件(如新生儿死亡),优势比位于无效线右侧,表明治疗增加新生儿死亡的风险;优势比位于无效线左侧,表明治疗降低新生儿死亡的风险。菱形(d)代表所有研究数据合并后的结果(梅塔分析),菱形中心代表所有数据的优势比。菱形的宽度代表该结果的置信区间。

iii. 梅塔分析可出现错误结果,最常见原因是:

- 发表偏倚:阳性结果比阴性结果的研究更容易被发表,影响治疗效果评价的准确性。

- 个别试验的方法学缺陷,特别是小样本试验,削弱了梅塔分析。
- 研究的异质性:研究设计、方法或人群的细微差异可能导致收集数据的不准确。

问题35

35. 女性肥胖患者,68岁,患有严重的激素依赖性COPD,拟急诊行左股骨颈骨折动力髋固定术(图35)。该患者除了正常使用激素和雾化剂外,还在术前晚10点使用40 mg依诺肝素(依诺肝素钠)预防血栓形成。由于患者呼吸功能受损,建议行脊髓麻醉。使用低分子肝素(LMWHs)时椎管内麻醉必须考虑哪些问题?

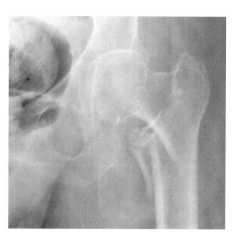

图35　患者髋关节正位片

答案35

术前使用低分子肝素患者行椎管内阻滞存在争议,因为对北美患者研究发现硬膜外腔血肿的发生率增加(可能继发截瘫)。另外,硬膜外腔血肿的危险因素还有老年女性、同时服用其他抗凝剂或抗血小板药物和留置蛛网膜下腔/硬膜外腔导管。尽管欧洲及使用大剂量依诺肝素的北美洲硬膜外腔血肿发病率较低,但欧洲和美国的区域麻醉仍建议,LMWH给药后至少12 h方可进行椎管内阻滞。此外，椎管内阻滞或硬膜外导管拔出后2 h内不应使用LMWHs。

36. 一名来自南亚的46岁女性患者拟行鼻息肉切除术，胸部X线片如图36所示。既往体健，否认体重减轻、盗汗或呼吸急促，但8个月前以"严重胸部感染"入院1周。

i. 哪些疾病可能导致这种临床表现？

ii. 如何鉴别诊断？

iii. 这种胸部X线改变是否影响实施全身麻醉（GA）？

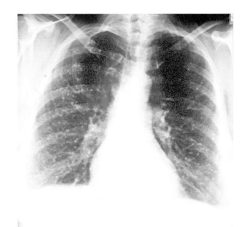

图36　患者胸部X线片

i. CXR显示肺部弥漫性均匀分布的钙化灶，属于成年患者水痘性肺炎（水痘）治愈后的表现。也应考虑粟粒型肺结核（TB），但病灶太大及病史均不支持。也符合天花的特点，但该疾病已通过全球接种疫苗而有效根除。

ii. X射线上的病灶较大（2～3 mm），大于典型的粟粒型结核病灶（1 mm）。

iii. 患者体健，否认任何症状，患有严重疾病的可能性小。应行肺功能检查并准确解读。由放射科医师提供影像学检查报告，同时应和呼吸/肺疾病专家讨论，但麻醉不受影响，可以实施。

37.

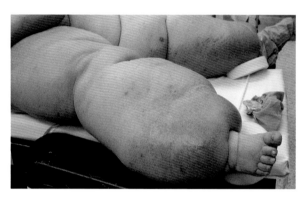

图 37　正在服用华法林的患者

i.　该患者既往无心脏病史,其服用华法林的目的可能是什么?

ii.　该患者为什么特别需要服用华法林? 还需考虑哪些危险因素?

iii.　分别进行常规手术和紧急手术(如腋窝脓肿),如何管理凝血功能?

答案 37

i.　血栓栓塞性疾病。患者 1 个月前发生静脉血栓栓塞。

ii.　该患者为病理性肥胖,是血栓栓塞性疾病危险因素之一。其他高凝状态如妊娠、恶性肿瘤(尤其是肠道或盆腔肿瘤)、口服避孕药、肾病综合征、血液疾病如凝血因子 V Leiden 变异和抗凝血酶 Ⅲ 缺乏。

iii.　常规手术华法林应在术前 4 d 停止。一旦 INR 低于 2,应采取围术期预防措施。手术前 INR 应在 1.5 以下。血栓栓塞高风险患者,如本例,肝素静脉注射开始剂量为 1 000 μ/h,调整剂量至部分活化凝血活酶时间为正常的 1.5 ~ 2.5 倍。术前 6 h 停止输注,术后 12 h 恢复使用,持续至华法林重新开始使用且INR > 2。其他预防措施包括弹力袜和间歇性气泵装置。

急诊手术,没有足够时间等待华法林作用消退,应考虑血液学治疗(其他方法对抗华法林)。可给予新鲜冰冻血浆(10 ～ 15 mL/kg)和维生素K(1 ～ 2 mg肌内注射或缓慢静脉注射)使INR恢复正常。如果患者3个月前发生血栓栓塞事件,术后应皮下注射足量低分子肝素,并持续至术后24 ～ 48 h,直至华法林恢复使用且INR > 2。

问题38

38.

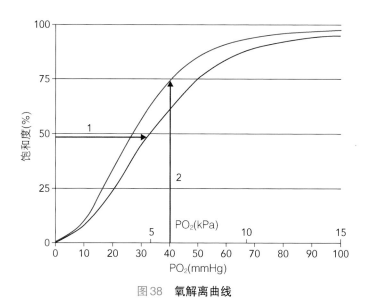

图38　氧解离曲线

i. 图38中曲线右移会输送更多氧气至组织,为什么? 饱和度一定时曲线右移氧分压较高(如水平线1)不能完全解释。

ii. 列举导致曲线右移的4个因素,其中3个因素属于代谢产物。

iii. 为什么这些因素有助于曲线右移?

i. 动脉中正常曲线和右移曲线实际含氧量相同（每100 mL血液含20 mL氧气），而静脉中（如垂线2的位置氧分压为40 mmHg），曲线右移更易释放氧气（即运送更多氧气）。Y轴代表含氧量（在Y轴右侧）：正常曲线氧容量从每100 mL血液中含氧20 mL的动脉侧，移至每100 mL血液含氧15 mL的静脉侧（即每100 mL血液释放5 mL氧气）。曲线右移会使每100 mL血液中的含氧量从20 mL降为12 mL（即每100 mL血液释放8 mL氧气）。静脉血氧分压为40 mmHg，正常曲线每100 mL血液释放5 mL氧气，而曲线右移时每100 mL血液释放8 mL中氧气。

ii. H^+增加（酸中毒）、CO_2增加、温度升高和2-3二磷酸甘油酯增加。

iii. 没有能量消耗时，心排血量增加使更多氧气自动输送至代谢旺盛组织。

问题39

39.

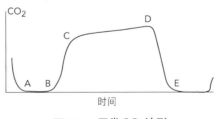

图39a 正常CO_2波形

i. 解释图39a中正常二氧化碳波形（A～E）的含义。

ii. 患者伴有如下病变时，波形如何变化：

- 无效腔增加

- 严重失血

i. A～B为呼气初期,解剖无效腔通气;B～C为混合肺泡气和肺泡无效腔通气;C～D为肺泡平台,肺在理想状态下该段呈水平,该段轻微倾斜[实际斜率反映通气/灌注(V/Q)不匹配(见下文)];D为呼气末CO_2水平;D～E为吸气。

ii.
● 无效腔通气表示在每一个呼吸末CO_2曲线不能回到零点(图39b),CO_2排出不全,患者出现CO_2潴留,可通过消除呼吸系统中明显存在的设备无效腔或增加总新鲜气体流量而纠正。

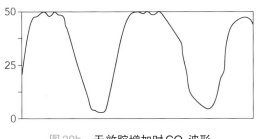

图39b　无效腔增加时CO_2波形

● 发生大出血时,CO_2波形幅度下降(图39c),因为低心排血量不足以将外周组织产生的CO_2通过肺部呼出,提示严重失血,导致心排血量减少。因此,分钟通气量固定时(如通过呼吸机),CO_2波形可用于监测心排出量。

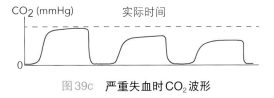

图39c　严重失血时CO_2波形

40. 正常肺脏,动脉血CO_2分压($PaCO_2$)和呼气末CO_2分压($ETCO_2$)之间的关系如何? 受哪些因素影响?

理想状态下，$PaCO_2$ 和 $ETCO_2$ 的通气和灌注比值应完全匹配，比值为1。实际上 V/Q 并不匹配（即 V/Q 比值），导致肺泡无效腔和 $PaCO_2$–$ETCO_2$ 间的差异。这里有两个重要因素：

- 重力导致肺泡大小存在差异。在呼气末，依赖性肺泡和气道被"压扁"，而非依赖性肺泡/气道相对扩张。因此，这种充气和排空的不同步，总效应是 V/Q < 1（West 肺3区和4区增加）。

- 重力影响肺灌注。因为右心循环是一个低压系统，依赖区域灌注良好而非依赖区可能完全无灌注。总效应是 V/Q > 1［肺脏韦斯特（West）分区1区增加］。

这两个因素在健康成人均可发生，而麻醉、年龄和吸烟则加重上述影响。

问题41

41. 麻醉机监控屏幕显示正常流量波形（图41a）。同时另一患者突发原因不明的低血压，流量波形异常（图41b）。你的同事认为，可通过快速检

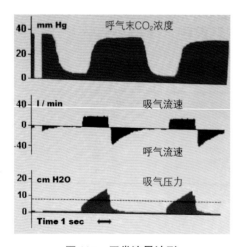

图41a　正常流量波形

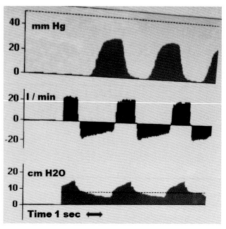

图41b　异常流量波形

测（1 min内）判断低血压是否与呼吸系统问题有关。

i.   图41b流量波形有什么异常？

ii. 为什么这种异常会导致低血压？这种现象叫什么？

iii. 使用什么方法可对麻醉机进行快速检测，以证实低血压是否与呼吸机模式有关？

iv. 使用传统的ICU呼吸机时，如何诊断？为什么该方法至关重要？

答案41

i.   主要异常（与低血压相关）表现为呼气波形。呼气过程未完成（呼气流量未达到基线或零）即开始下一个呼吸周期。注意，下一个呼吸前呼气末压力也未达到零。

ii. 呼气不全导致呼气末期肺中残余气体量增加，胸腔内平均压升高，静脉回流减少，进而导致低血压。此即所谓的步进或内源性PEEP。

iii. 将患者与呼吸机回路断开。充分排气，随之静脉回流增加，血压会迅速升高。

iv. ICU呼吸机可设置为间歇阻塞呼气模式，并测量呼气末压力。通过测量呼吸系统患者端的压力，可显示"内源性PEEP"。如果呼吸机I/E比值设置导致呼气时间不足，则会出现内源性PEEP。这种额外的PEEP可用于治疗肺不张，使肺泡复张，但也伴有气道压的增加，可能导致气压伤和气胸。

问题42

42.

i.   方框1中的3个步骤是什么？

ii. 如果自主循环未恢复和节律并非不可电击状态，方框2的内容是什么？

iii. 方框3的内容是什么?

iv. 方框4的内容是什么?

v. 标题为心脏骤停后立即治疗、CPR期间和可逆性病因的3个方框中的内容是什么?

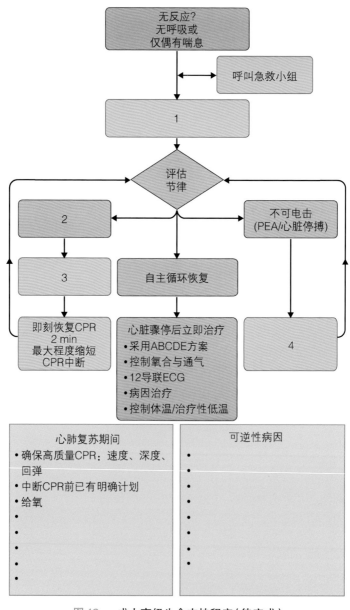

图42a　成人高级生命支持程序(待完成)

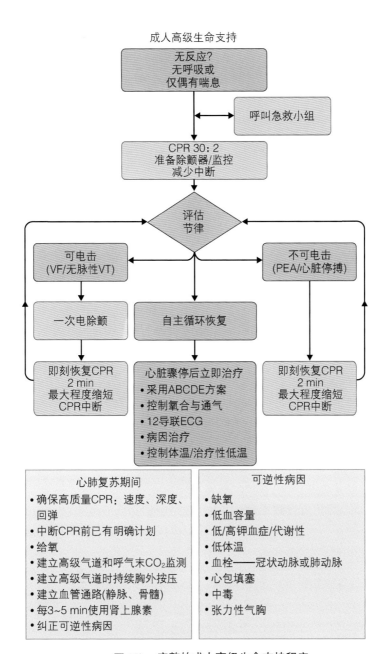

成人高级生命支持

无反应?
无呼吸或
仅偶有喘息

呼叫急救小组

CPR 30∶2
准备除颤器/监控
减少中断

评估
节律

可电击
(VF/无脉性VT)

不可电击
(PEA/心脏停搏)

一次电除颤

自主循环恢复

即刻恢复CPR
2 min
最大程度缩短
CPR中断

心脏骤停后立即治疗
• 采用ABCDE方案
• 控制氧合与通气
• 12导联ECG
• 病因治疗
• 控制体温/治疗性低温

即刻恢复CPR
2 min
最大程度缩短
CPR中断

心肺复苏期间
• 确保高质量CPR:速度、深度、回弹
• 中断CPR前已有明确计划
• 给氧
• 建立高级气道和呼气末CO_2监测
• 建立高级气道时持续胸外按压
• 建立血管通路(静脉、骨髓)
• 每3~5 min使用肾上腺素
• 纠正可逆性病因

可逆性病因
• 缺氧
• 低血容量
• 低/高钾血症/代谢性
• 低体温
• 血栓——冠状动脉或肺动脉
• 心包填塞
• 中毒
• 张力性气胸

图42b　完整的成人高级生命支持程序

问题43

43. 男性患者，54岁，患有稳定型心绞痛，服用 β –阻断剂和舌下含硝酸甘油控制，拟行日间手术——右侧白内障摘除＋人工晶状体植入术。记载的右眼轴长27 mm。心脏病专家认为其接受局部麻醉更安全。ECG、U＋E、体检无异常。

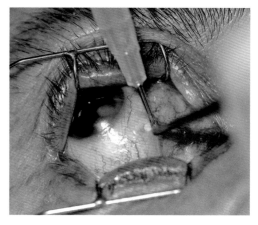

图43　结膜球下麻醉技术

i. 哪种局部麻醉技术最适合该患者，还可使用其他局部麻醉技术吗？为什么？

ii. 为什么轴长27 mm与之相关？

iii. 解释如何完成图43中的技术及其优点。

答案43

i. 球结膜下麻醉技术（图43）最适合患者。也可选择其他技术如球后或球周阻滞，但均可导致眼球后出血、视网膜动脉或静脉注射，眼外肌麻痹或眼球穿孔。局部麻醉药滴入眼球不能使眼球固定，手术过程眼球运动可能导致严重并发症。

ii. 如果眼球轴向长度＞25 mm，球后、球周阻滞更易穿透眼球。而眼轴长度增加时，使用钝针且直视下确认局麻药渗透，球结膜下麻醉技术更为安全。

iii. 患者仰卧位，局麻药滴入麻醉眼球结膜后，置入眼睑窥器。患者看上方和外侧暴露鼻下象限。细小无齿镊夹起一小块球结膜，大约位于眼球边沿与鼻下结膜可见边缘之间位置。然后用眼科剪在结膜上做一小切口。闭合剪刀通过小切口进入，通过特农(Tenon)胶囊钝性分离形成一个到达巩膜的隧道。然后置入带有注射器的弯曲、钝性冲洗管。注射器含有2%利多卡因和0.25%丁哌卡因各4 mL，加入75～150 U透明质酸酶。透明质酸酶促进LA扩散至眼眶组织周围。注入时阻力小。眼球轻微突出属正常现象。由于LA直接蔓延至巩膜、眼球鞘周围的眼外肌和球后视锥眼外肌及运动神经，阻滞感觉神经和眼球运动。眶周组织可引起眼睑运动障碍。

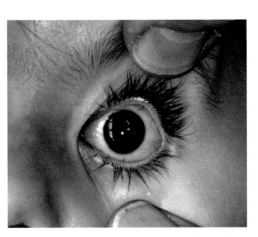

问题44

44.
i.   该患者存在什么问题?
ii. 该患儿需要接受什么手术?

图44　长期患有骨骼疾病的儿童其特征性
蓝色巩膜

答案44

i.   该患儿患有成骨不全症(OI)(或"脆骨病")，这是一种常染色体显性遗传的全身性结缔组织疾病。较小的创伤即可导致骨折。OI的特点：身材矮小，巩膜蓝色，三角形脸，巨头畸形，失聪，齿系缺损(透明/乳白色牙齿、对龋病易感)，桶状胸，腰椎压缩/脊柱侧凸，复发性骨折导致的进行性肢体畸形和腰部弯曲，关节松弛和不同程度的发育缓慢。

ii. 通常需要手术修复骨折(多为长骨)。选择性矫形手术可增强患者独立生活的能力。儿童早期物理疗法有助于减少骨折和最大限度地发挥功能。部分患者行走需采用支具辅助、手术和理疗相结合的方法增强髋关节肌肉强度和耐力。下肢弯曲＞40°的患者，可股骨植入髓内钉治疗。后续对肢体进行辅助调整以产生内部支撑的效果，进而降低体重的影响，但并不降低骨折发生率。

45. 患者为28岁女性,既往右侧盆腔针刺样疼痛史,阴道少量流血,感觉虚弱(图45)。

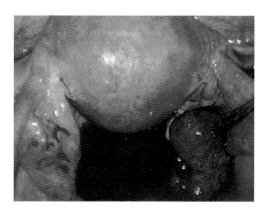

图45 腹腔镜下女性生殖器官(手术钳部位为右侧输卵管)

i. 该患者的诊断是什么?

ii. 如何确诊?

iii. "感觉虚弱"有什么意义?

iv. 需要实施什么手术?

v. 描述该病例的麻醉管理。

答案 45

i. 异位妊娠。受精卵在子宫内膜以外的地方着床。异位妊娠约占孕产妇死亡率的10%。

ii. 推荐腹腔镜下直视手术,虽然怀孕早期可能漏诊。测量血清黄体酮、连续测量HCG β亚单位、盆腔超声检查和刮宫术也可确定诊断。

iii. 可能发生失血过多,造成休克。

iv. 腹腔镜输卵管切除术几乎100%有效,有利于快速恢复,保留生育能力和降低费用。开腹手术仅在腹腔镜手术难度太大、外科医师未经过腹腔镜训练或患者血流动力学不稳定的情况下施行。

v. 必须进行术前评估(尤其是低血容量时)。稳定期患者需抽血检查FBC(CBC)、血型鉴定和交叉配血。休克患者可能需要输入血型相合的血液(20 min内即可获得),或特殊情况下输入O型阴性血。应置入大口径(16G或14G)静脉套管针。由于隐性出血麻醉诱导时可能导致血压突然下降。推荐预吸氧、快速顺序静脉诱导和短效肌松剂(琥珀胆碱)。休克患者实施麻醉须在手术室进行,完成铺单且外科医师和手术团队准备就绪后开始诱导。复苏过程应允许轻微低血压直至手术控制出血。目前认为,对于不可控制的创伤性出血,将收缩压控制在90 mmHg的有限复苏可改善预后。完成止血后,休克治疗的目标是恢复正常血容量和血压。

问题46

46. 男性患者,54岁,因心绞痛近期拟行手术治疗。体检发现舒张期杂音,术前TOE图像如图46。

i. 该患者的诊断是什么?

ii. 还需要做什么检查?

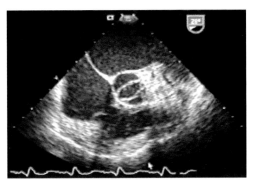

图46　术前TOE图像

答案46

i. 图像显示主动脉瓣只有两个瓣叶(先天性二叶式主动脉瓣)。该患者心绞痛的原因是主动脉瓣关闭不全。随着病情的进展,二叶式主动脉瓣的患者可发展为主动脉瓣狭窄。

ii. 主动脉瓣置换术前应行冠状动脉造影,以排除共存的冠状动脉疾病。

问题47

47. 图47为ECG(上方图形)和正常动脉血压波形。图中3次连续高压(方

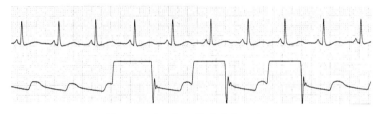

图 47 ECG 和正常动脉血压波形

波），快速（陡）降至正常（即 pop 试验或动脉管路冲洗试验）。

i. 描述动脉管路冲洗试验的步骤。

ii. 通过图表描述该试验的意义。

iii. 描述低阻尼动脉波形相关的"振铃"或"振荡"的概念。

iv. 阻尼过低和过高最常见的原因是什么？

答案 47

i. 3 次方波是进行 pop 试验或冲洗试验。冲洗阀门开放并快速关闭，动脉波形产生一次快速降低的压力波形。

ii. 正常情况冲洗试验可出现如图所示 2 ～ 3 次振荡波（压力来回摆动），即代表阻尼在可接受范围。

iii. "振铃"发生在动脉管路处于低阻尼状态，通过出现的多个振荡波诊断（通常可看到 5 个波形）。

iv. 阻尼过低或"振铃"现象发生在管道太短或偏硬。阻尼过高更为常见，因为管道扭曲或管道内有血凝块或气泡。

问题 48

48. 血液中氧（O_2）含量的计算公式是什么？绘制血液氧解离曲线。

O_2含量 = 血红蛋白携氧量 + 血浆氧溶解量

O_2含量 = [Hb浓度(g/L) × %饱和度 × 1.34] + (PaO_2 × 0.003)

其中1.34 = 每克Hb携O_2的毫升数(Hufner常数); 0.003 = 每毫米汞柱氧分压在100 mL全血中物理溶解的O_2毫升数。图48中红色实线读数在左侧Y轴,代表氧饱和度。橙色线(读数在右侧轴线)代表溶解的氧含量。蓝色线(读数在右侧Y轴)代表Hb的O_2含量。绿色线(读数在右侧Y轴)代表血中总氧含量。

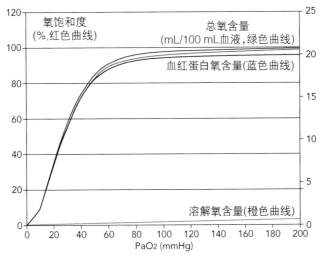

图48　血液氧解的曲线

49.

i. 为什么血中氧含量公式对麻醉至关重要?

ii. 当患者吸入大量烟雾时,氧解离曲线如何改变?

i. 血红蛋白浓度和饱和度对于携氧量的影响远大于溶解的氧气。为保证麻醉安全，足够的血氧饱和度和Hb > 70 g/L（缺血性心脏疾病时Hb > 100 g/L）可向组织运输足够氧气。大量失血（超过2 L）情况下，明确失血量后需维持足够的血红蛋白水平，此时输血至关重要。当"目标导向治疗"中的"目标"是氧气输送充分时通常认为600 mL/（min·m²）BSA，该方程式也可发挥重要作用。氧输送量等于心排血量与上述方程的乘积。氧饱和度不能长时间低于88%。由于O_2解离曲线的形状，多数患者血氧饱和度 < 88%时携氧量不足。

ii. 吸入烟雾导致血液中一氧化碳（CO）浓度升高。CO与Hb结合的亲和力是氧气的240倍，其取代O_2与Hb分子结合，形成碳氧血红蛋白。碳氧血红蛋白无法携带氧气，血液中只含有溶解形式的O_2。而溶解的氧气不足以与组织进行气体交换，导致CO中毒，出现细胞缺氧。

问题50

50.

i. 一年轻健康的成年患者接受膝部手术后进入术后恢复室，因疼痛需要给予较大剂量阿片类药物。似乎需要增加氧气流量方能维持该患者饱和度正常。你的同事认为："该患者$PaCO_2$升高，此即需要增加氧气流量的原因"。你是否同意？使用图50进行解释。

ii. 一患者车祸后进入急诊室。该患者有小量气胸。你的同事认为："该患者呼吸空气时饱和度是98%，所以其肺泡分钟通气量在正常范围。"你是否同意？使用图50进行解释。

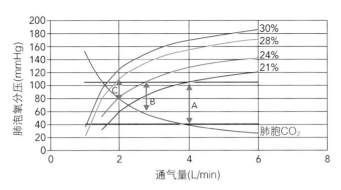

图50　分钟通气量与肺泡氧分压关系曲线

i.　是的，他是正确的。在低通气（如大剂量阿片类药物后）期间，肺泡气公式表明，随着肺泡分钟通气量的降低（呼吸空气时，氧浓度为21%，曲线向左移），呼吸频率虽然足够，但通气量较低，氧不能完成交换以维持正常肺泡P_AO_2，且肺泡中氧气被CO_2取代。即使分钟通气量下降而CO_2浓度升高，也可通过增加FIO_2（例如图50中曲线从A移动到B，再移动到C），使肺泡内的氧气量足以维持正常的氧合。

ii.　如图50所示，基于肺泡气方程，如果患者呼吸空气（氧浓度21%）且P_AO_2、PaO_2和血氧饱和度均正常，可以认为肺泡通气量在正常范围。注：显然，氧浓度为21%（呼吸空气时），低通气（21%氧浓度曲线左移）导致氧饱和度降低。

51.　男性患者,80岁,因择期疝修补手术入院,住院期间在病房跌倒。患者目前神志清楚,有轻度意识模糊。血压200/130 mmHg,脉搏30次/min。

i.　患者发生了什么情况?

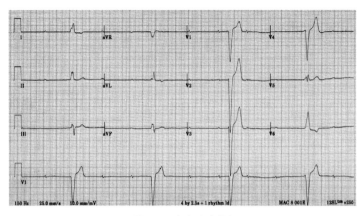

图51 患者心电图

ii. 静脉注射阿托品是否有用?

iii. 应该如何治疗?

i. 心电图显示Ⅲ度(完全性)房室传导阻滞。患者可能是由于一过性心率骤降导致心排血量不足,从而发生晕厥,即发生阿斯综合征。

ii. 患者应高流量吸氧,建立静脉通路。静脉注射阿托品(500 μg),可重复使用,总量不超过3 mg。阿托品的效果可能不明显,因为其经窦房结发挥作用,而此患者窦房结已被阻滞。

iii. 应对患者施行紧急经静脉起搏,并进行心电监护。应排除是否存在急性冠脉综合征,并抽血检测FBC(CBC)、U + E和血清肌钙蛋白,行经胸部心脏超声检查。应停止使用任何可能延缓房室传导的心脏药物或其他药物(如局部使用的 β 受体阻滞剂滴眼液)。患者的心动过缓和心脏灌注不足引起压力感受器反射,导致血压增高。经过治疗患者心率增快即可使血压恢复正常。如不能实施经静脉起搏,可以经静脉泵注肾上腺素(2 ～ 10 μg/min)以增加心室自律性,但此方法对近期发生过冠状动脉事件的患者而言风险较大。择期手术应暂缓。

52.

i. 图 52 所示是什么导管?

ii. 如何区分是左侧还是右侧
导管?

iii. 单肺通气(即存在 a + / −
50% 分流)时,常出现氧饱
和度降低,但 CO_2 压力不
变。请根据 O_2 和 CO_2 的生
理差异解释该现象。

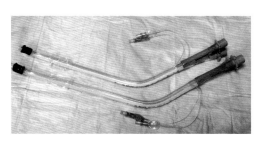

图 52　**双腔支气管导管**

i. 图 52 为双腔支气管导管。

ii. 右侧双腔气管导管有一改良(较短)的气管套囊,有的套囊上有开口(即
右上支气管开口),这是为了防止气囊阻塞右肺上叶支气管开口,因为此
开口通常在距离隆突 2.5 cm 以内。

iii. 由于红细胞携氧能力有限(氧饱和度达 100% 时,每 100 mL 血液含
氧量为 20 mL),单肺通气常导致氧合受限。动脉氧分压超过 100 ～
105 mmHg 时,红细胞氧合充分,血红蛋白氧离曲线变平坦。当通气侧
肺完全氧和的血液与非通气侧(分流)肺血液混合后,混合血的氧含量
比"完全"氧合的血液低(即通气肺与非通气侧肺每 100 mL 血液含氧量
分别为 20 mL 和 15 mL,则混合后每 100 mL 血液中含氧量为 17.5 mL,此
时血氧饱和度为 85%)。注意:溶解的氧量(氧分压为 100 mmHg 时每
100 mL 血液中溶解的氧量为 0.3 mL)通常不会显著影响血液氧含量。
然而,在生理范围内 CO_2 的解离曲线几乎成线性,通气加倍可以使 CO_2
排出量加倍。当通气侧肺的血液(CO_2 含量低于正常)与非通气侧(CO_2

含量与静脉血相似）混合后，混合血的CO_2含量接近正常。

53. 患者骑摩托车时未戴头盔，以约32 km/h（20 mph）的时速与护栏相撞，如图53。

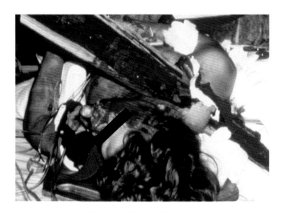

图53　患者车祸现场

i. 请按先后顺序分5步给出该患者的治疗方案。

ii. 如何评估患者伤情？

iii. 必须考虑哪6种危及生命的胸部创伤？

iv. 术中管理有哪些不足需要纠正？

v. 麻醉管理过程中还可采取哪些措施？

vi. 什么是损伤控制手术？

i. 保护颈椎的同时开放气道，高流量吸氧（A）；足够通气的呼吸（B）；循环与控制出血(C);伤残评估(D,神经系统评估);充分暴露及全身检查(E)。

ii. 确定损伤机制(MOI)。考虑为严重的头部外伤(无头盔保护);颈椎损伤;重大胸/腹部创伤。通过了解患者与护栏相撞的方式可推测损伤性质。40 km/h(25 mph)足以造成严重头部和脊髓损伤。也可能并发主动脉破裂、脾破裂及肝破裂。

iii. 气道梗阻、张力性气胸、开放性气胸、大量血胸、连枷胸合并肺挫伤、心包填塞。

iv. 单纯使用面罩给氧不能满足要求,必须使用带有贮气囊的创伤面罩吸氧(可提供85%氧气)。用手或颈托固定颈椎使其成直线,保持颈椎稳定。鉴于患者的MOI,这一点非常重要,尤其是在气管插管实施之前。

v. 麻醉前需行双侧胸腔引流术,以防止发生张力性气胸。正压通气可能引起并加剧气胸。手术开始前,开放两条大静脉通道进行补液,防止心血管功能失代偿。由于右臂受伤,所以不能在右臂建立静脉通道。术前可通过输注晶体液及血制品,使患者收缩压恢复到大约90 mmHg。血压过高可能增加失血并造成稀释性凝血功能障碍。脾破裂及其他腹内脏器损伤不容忽视,此时下肢/股静脉不适于输液。一旦创伤急救小组到位即应尽早实施气管插管。进行详细创伤评估之前应先行手术止血。

vi. "损伤控制性手术"(DLS)是指采用最少的手术干预控制出血,防止伤口污染并预防进一步损伤。DLS之后,在重症监护病房继续复苏,纠正低体温、凝血功能障碍和代谢性酸中毒。当患者体温回升、病情稳定后,再行其他必要的确定性手术。

问题54

54. 男性患者,40岁,体重70 kg,身高170 cm。缓慢静注瑞芬太尼(1 μg/kg),其血浆瑞芬太尼浓度逐步降低,如图54a所示。图54b是模拟(同一患者)的药代动力学模型和所计算的血浆药物浓度。

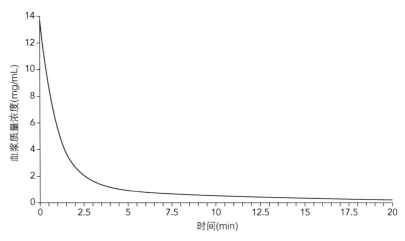

图 54a　血浆瑞芬太尼浓度下降图

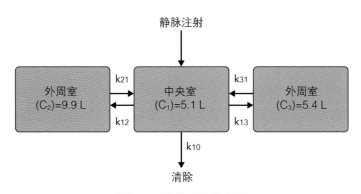

图 54b　药代动力学模型

i.　请从药理学角度描述图 54a 中血浆瑞芬太尼浓度的下降情况。

ii.　图 54b 是哪种药代动力学模型？

iii.　患者该模型中的房室分别对应哪些身体组织？

iv.　为什么这个特定模型对计算瑞芬太尼血浆药物浓度的变化比较有用？

答案 54

i.　这是药物衰减指数图；实际是三指数函数（图 54c）。3 条实线表示，血浆浓度的下降速率分为3个组分。

ii. 图54b为三室药代动力学模型：中央室（C_1）和两个外周室（C_2和C_3）。药物经静脉注入，从中央室消除。速率常数K_{12}、K_{21}、K_{13}、K_{31}决定药物在中央室和外周室之间的转运。消除速率常数为K_{10}。药代动力学模型描述了随时间推移药物剂量和血液浓度间的关系。

iii. 房室只是一个用于模拟血浆药物浓度随时间变化的数学工具，然而，它们并不能体现任何特定组织中的药物浓度，因此不具备"器官靶向性"。需特别强调的是药代动力学房室并未涉及任何特定的器官。传统上使用的药代动力学半衰期，如$t^{1/2}\alpha$（再分布半衰期）和$t^{1/2}\beta$（消除半衰期），通常只是用数学方法来描述所观察到的血浆药物浓度下降。这些数据对于药理学家建立药代动力学模型非常实用，但如果单独来看，当停止输注麻醉药物时，这些单个的半衰期并不能用来描述血浆药物浓度的变化趋势。需要应用复杂的对数公式（使用这些半衰期数据）才能预测变化趋势。

iv. 对于大多数麻醉药物而言，它们的药物浓度随时间的变化为三指数函数曲线图，因此可以使用三室模型较好的体现出来，并能用于预测静脉给药的消除趋势。

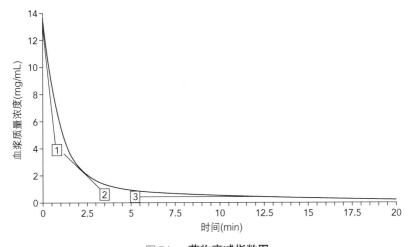

图54c　药物衰减指数图

55.

i. 这是什么设备,有什么用途?

ii. 绿色线条代表什么,与患者监护有什么关系?

iii. 红色箭头代表什么,与患者监护有什么关系?

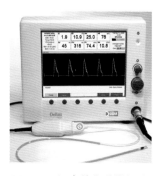

图 55a 经食管多普勒探头
(由 Deltex Medical 提供)

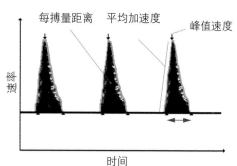

图 55b 经食管多普勒探头所生成的波形图
(由 Deltex Medical 提供)

i. 这是经食管多普勒探头,该装置通过测量降主动脉的血流量(由此监测心排血量)来辅助围术期液体管理。如果放置得当,其波形可用于预测心排血量与血容量,从而帮助麻醉科医师进行液体管理和正性肌力药物的使用,优化患者心排血量及组织灌注。该装置尤其适用于接受结直肠手术的患者,因为此类患者貌似有足够的液体入量,但实际上往往存在容量不足。

ii. 绿色线条是指速度时间曲线,用于计算心排血量和每搏量。可通过 3 个主要读数来计算:绿色线的峰值,即主动脉内血流的峰值速度(PV);绿色线曲线下的面积是每搏量距离(SD);血流时间,利用心率校正(FTc)。可用于监测手术及 ICU 中输注液体和/或正性肌力药物时的疗效，从而优化液体管理，提高组织灌注，改善患者围术期预后。除了显示波形，该设备还可显示心排血量、每搏量、FTc、心率、PV和SD等数值。

iii. 波形底部的白色箭头为血流时间，取决于心率、左室容量及后负荷。按60 bpm心率校正（FTc）后的血流时间与体循环血管阻力呈负相关。

问题 56

56. 3岁男孩，体重14 kg，在社区医院行全身麻醉下拔牙及整复术。患儿非常焦虑并具有攻击性。病史表明该患儿的亲生父亲曾经因创伤行全身麻醉时突发恶性高热（MH）危象，几近死亡并在重症监护室治疗1个月。

i. 该患儿对MH易感的风险有哪些？手术类型对该风险有影响吗？

ii. 你是否建议患儿在实施该手术前或手术过程中做肌肉活检？

答案 56

i. 有三类因素可能增加该患者发生恶性高热的风险：

• 遗传因素：MH易感性基因是由常染色体显性遗传。因此，该患儿有50%被遗传的可能性。

• 手术因素：在一项关于MH的全球性流行病学病例报告回顾中，有几种类型的手术被证明与增加MH的风险有关。结果表明，牙科手术患者并发MH的发生率比预期高56倍。

• 患者因素：MH发病率在男性患者中增加，其病死率也成不同比例增加。MH病例报道中最常见于3～5岁。

ii. 不建议对该患儿行肌肉活检，应使用不会导致恶性高热的麻醉药并延长术后监护时间。世界范围内只有40个中心才能进行肌肉检测，且肌肉样本必须在现场获得。年龄小于4岁、体重不超过20 kg的患儿禁忌行肌肉活检。

问题57

57. 图57a、b所示患儿在出生1周后父母发现其存在呼吸和吮吸困难。

i. 该患儿怎么了，从胚胎学角度解释该病是怎样形成的？

ii. 图57a和57b中的箭头分别指的是什么？

iii. 图57c所示患儿胸壁外观有什么意义？

iv. 麻醉管理的重点有哪些？

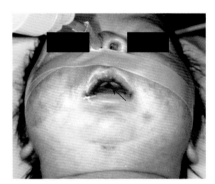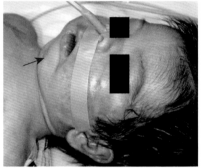

图57a、b　出生1周后的患儿，存在呼吸和吮吸困难

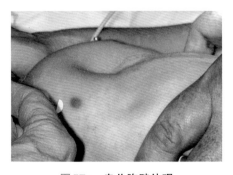

图57c　患儿胸壁外观

i.　该小儿患有皮埃尔·罗宾（Pierre Robin）综合征，是胚胎期第一鳃弓畸形引起的小颌畸形、舌后坠及腭裂。

ii.　图57a中箭头显示患儿有腭裂。另外该患儿还存在对称性小颌畸形（图57b箭头所示），X线摄片可以证实（图57 d）。

iii.　呼吸时患儿存在吸气困难，其胸壁凹陷。该体征在出生时即存

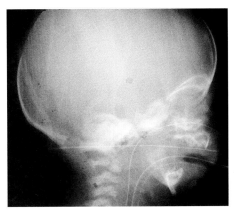

图57d　患儿头部X线片

在，但在出生后第1周内并不严重。常见周期性发绀，呼吸费力、胸骨与肋骨凹陷（患儿仰卧位时最明显）。反复窒息可能造成患儿永久性智力障碍。

iv.　立即进行气道管理至关重要。让患儿俯卧并将其头放在一个用滑轮悬挂着的弹力帽中即可，但对于病情严重的患者，可暂时将舌尖缝合至下唇或下颌骨前缘。较少需要行气管切开术。麻醉重点主要在于下颌退缩和腭裂导致的困难气道，必须持续进行气道评估，因为气管导管可能扭曲或阻塞。软腭修复术可能引起气道肿胀，患者术后应带气管导管48 h以防止气道梗阻。皮埃尔·罗宾综合征患儿并发先天性心脏畸形（如室间隔缺损或房间隔缺损，动脉导管未闭）的发生率为15% ～ 20%。腭裂个体差异较大，从仅累及悬雍垂到贯穿硬腭的2/3，呈马蹄形状。患儿4 ～ 6岁时其小下颌可逐渐发育，但通常仍有不同程度的异常。

58.　女性患者，20岁，被马踢伤（图58a）。麻醉诱导前，患者仍有意识且定向

力正常，未主诉颈部疼痛，颈椎MRI已排除颈椎损伤。

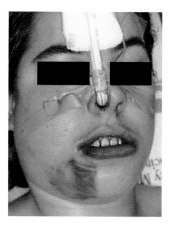

图58a 患者伤情图

i. 患者可能存在哪些损伤？哪些检查有助于诊断？

ii. 患者拟行下颌手术，麻醉诱导时可能出现哪些问题？

iii. 患者实施麻醉诱导可使用哪些技术？

iv. 术后需要做哪些预防措施？

答案58

i. 下颌骨骨折。因为患者并未出现意识丧失所以可排除脑部损伤。下颌骨CT检查（图58b）后手术，条件允许时可行3D CT图像重建。

ii. 下颌骨骨折会引起牙齿松动、口腔出血、不稳定骨折和饱胃（由于吞咽血液），从而导致困难气道。近关节处的骨折可导致牙关紧闭，即使麻醉诱导时也不能松弛。术前应考虑到气管插管失败的可能性。

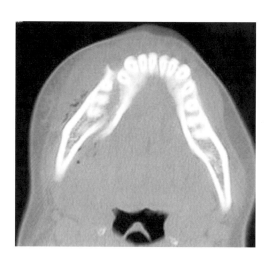

图58b 患者下颌骨CT图像

iii. 纤维支气管镜辅助下行清醒经鼻气管插管是最安全的选择，但由于患者疼痛会有一定难度。可使用快速起效的吸入麻醉药（如七氟醚）进行诱导。让患者斜躺在手术床上并准备好吸引器等设备，当出现反流或呕吐时，可以迅速翻转患者。

iv. 因为外科医师要使用弓形板进行颌间固定和牙间金属丝缝合术,所以需要经鼻气管插管。固定气管导管后应检查患者口腔是否存在如松动的牙齿和骨头碎片等异物,并吸除积血。术中通常会在患者口咽部放置填塞物以吸收分泌物及血液。外科医师必须明确口咽填塞物的位置,并在手术结束即下颌缝合前将其取出。由于术后患者下颌固定,呕吐可引起窒息,因此需要给予止吐药(如昂丹司琼8 mg静脉注射)。地塞米松(6 mg静脉注射)也可预防呕吐并减轻组织肿胀。术后必须把钢丝钳置于病床边备用,以便在发生气道阻塞时即刻剪断固定下颌的钢丝。在患者恢复期可将经鼻气管导管部分退出作为鼻咽通气道。患者术后躁动可能与疼痛及缺氧有关,必须密切监测,直至其完全清醒。

问题59

59. 3岁患儿,因咳嗽2 d入院。患者为非哮喘性咳嗽,近期没有上呼吸道感染的症状,也无发热。

i. 患儿X线检查如图59a、b,最可能的诊断是什么? 必须实施何种手术?

ii. 麻醉方面需要重点考虑什么问题?

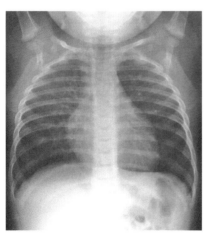 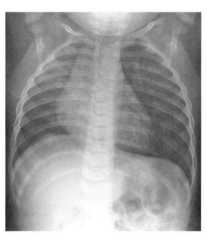

图59a　患者X线片　　图59b　患儿检查X线片

iii. 患儿术前应禁食多久？

i. 该患儿可能存在右主支气管异物。可见右肺野正常肺血管纹理消失并过度充气(呼气时无缓解)。这类阻塞物通常无法透过射线(这个案例中是胡萝卜),形成一个"球状活瓣"阻塞支气管,导致空气可进入右肺但不能呼出。该患儿需要在全身麻醉下利用直的或可弯曲的支气管镜取出异物。

ii. 对于该患儿而言,正压通气会加重其右肺过度充气,导致静脉血回流至心脏受限和/或张力性气胸。麻醉可选择在维持患儿自主呼吸下行面罩吸入诱导或全凭静脉麻醉,直至外科医师放置好支气管镜。然而,如果有任何误吸风险,或患儿无法维持气道通畅,则应在外科医师手术前即进行气管插管。

iii. 儿童应在术前2h禁清亮液体,术前4h禁食奶制品(包括母乳),术前6h禁食固体食物。

60.

i. 根据Child分级,相关麻醉风险有哪些(见病例219)?
ii. 肝脏疾病的严重程度如何影响麻醉管理?

i. Child分级与麻醉风险评估有关。麻醉会引起肝脏疾病的急剧恶化,从而导致暴发性肝衰竭,这是麻醉科医师应考虑到的最严重后果。Child C 级患者接受重大手术和/或麻醉后发生肝衰竭的风险 > 30%。与没有肝病的患者相比,Child A 级患者麻醉后出现不良事件的概率仅轻微增加。

ii. 无论患者肝脏疾病的严重程度,均应尽量减少麻醉对肝脏的损害。由于肝脏疾病的恶化主要是由多方因素造成肝血流减少所致,低血压、血管收缩及腹腔手术操作是主要的影响因素,因此,围术期的主要目标是维持肝脏血流及物质转运。麻醉药物对肝脏的直接影响较难量化,但尽量避免使用不经肝脏代谢的药物。此外,还应避免使用具有内在肝毒性的药物(如氟烷)。这时区域麻醉通常是比较理想的选择,但是① 中枢神经阻滞可能导致低血压等不良反应;② 患者可能伴随凝血功能异常,因而增加鞘内或硬膜外腔出血的风险;③ 肝脏合成功能障碍可能导致血浆胆碱酯酶水平低下,从而延长酯类局部麻醉药的血浆半衰期。

问题61

61.

i. 图61a所示的古老设备是什么(现在已被一次性塑料制品所取代,但基本原理相同)?

ii. 其属于 Mapleson 呼吸系统的哪个部分?

iii. 为什么要用一次性塑料制品取代这些可重复使用的金属制品?

iv. 使用该设备时,为防止患者自主呼吸吸入室内空气,最小气体流量是多少(注意:这样的高气体流量并不适

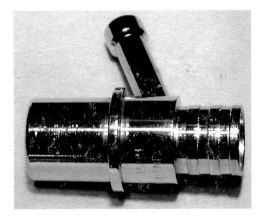

图61a　艾尔斯 T 形管

用于临床,因为会导致新鲜气体浪费和污染)?

v. 如何改良该设备使其可以在手术室内使用?解释气流是如何改变的。

vi. 还需要添加哪些装置才能使该设备可以用于控制("手控")通气?

答案61

i. 图61a所示为经典的艾尔斯T形管。

ii. Mapleson E呼吸系统。

iii. 一次性的塑料制品可防止病毒和/或朊病毒感染,且生产成本更低。

iv. 经典艾尔斯T形管所需气体流量为患者每分通气量的 π 倍(成人需 15 ~ 30 L/min)才能防止吸入室内空气(或重复吸入呼出的气体)。因为该系统呼气端没有储气囊("无效腔"),因此新鲜气流量必须超过患者最大(峰值)潮气量,15 ~ 30 L/min,既不经济也不现实。

v. 如图61b所示为需另外添加的设备。长螺纹管增加呼气端的"无效腔",该无效腔在患者呼气暂停时可发挥储气囊的作用,从而将所需的分钟通气量从30 L/min降低一半[成人为10 ~ 15 L/min,小儿为100 mL/(kg · min)]。螺纹管现在是一次性使用的塑料管,图61b(画圈处)显示所有部件的组装方式。

vi. 还需要一个绿色的储气囊。即为"Jackson Rees"改良系统,主要用于小儿患者,可实现手控通气,其远端开口也可排出多余的气体。

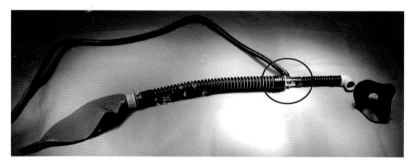

图61b　艾尔斯T形管添加设备

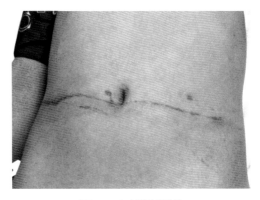

图 62　患者腹部图片

62.

i. 图中体征是如何引起的?

ii. 这对于麻醉科医师有何
意义?

iii. 简述可能导致该体征的 5 种
主要损伤。

答案 62

i. 患者腹部的瘀斑条纹是由汽车后座安全带造成。

ii. 该体征非常重要, 提示车速至少在 64 km/h (40 mph) 以上, 会造成明显
的减速伤。

iii. 根据损伤机制, 应警惕患者可能并发腹腔内脏器出血、腹内脏器破裂、脾
或肝破裂、膈肌破裂, 或胸部向大腿快速屈曲减速所引起的损伤, 如头 /
颈 / 胸部损伤。

问题 63

63.

i. 图 63a 代表什么曲线?

ii. 标记点 A 表示什么?

iii. 标记点 B 表示什么? 理解其意义为什么至关重要?

iv. 蓝线代表什么?

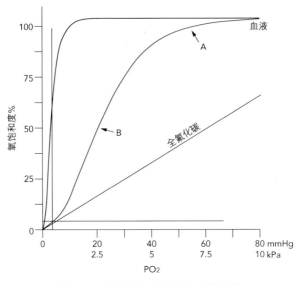

图63a　正常成人血红蛋白氧离曲线

v.　全氟碳化合物溶液、胎儿血及镰状细胞血的曲线与红色正常曲线有何不同?

答案63

i.　图63a是正常成人血红蛋白(Hb)氧离曲线。

ii.　A点表明血红蛋白氧饱和度为97%,也是成人在海平面高度呼吸空气时的正常值,高于此值提示血液氧合良好。

iii.　B点为P50[正常值为3.73 kPa(28 mmHg)],是血红蛋白氧饱和度为50%时血液中的氧分压。P50常用于对正常血红蛋白与其他类型Hb的携氧能力进行对比,如胎儿血红蛋白,异常血红蛋白如高铁血红蛋白、镰状细胞贫血、地中海贫血及其他异常Hb。

iv.　CO与Hb的亲和力比O_2高240倍。CO中毒患者的碳氧血红蛋白解离曲线明显左移(图63b蓝线所示)。碳氧血红蛋白不能运输氧气,所以其高饱和度实际反映了氧供较差。

v.　全氟碳化合物解离曲线非S形,其氧运输呈线性(图63b)。临床上使用

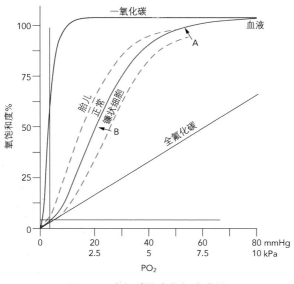

图63b　全氟碳化合物解离曲线

全氟碳化合物运载氧气时需要较高的吸入氧浓度。相较于成人血红蛋白，胎儿血红蛋白主要在低氧分压（与成人相比）情况下发挥作用，因此其氧离曲线左移。镰状细胞血红蛋白运载氧能力较正常血红蛋白低，因而其氧离曲线右移。镰状细胞血红蛋白溶解度差且易结晶，导致红细胞变形（镰刀状改变），脆性增加及血栓形成。

问题64

64. 患者腰麻下接受下肢手术，难度较大且时间长，止血带已充气近90 min。患者开始焦虑、不安，并感觉背部酸痛。外科医师表示手术完成尚需30 min。患者诉说其曾对咪达唑仑和丙泊酚有"非常糟糕"的体验。此时你的同事按照常规并成功使用面罩为患者实施了低浓度吸入麻醉，以此延长止血带使用时间（图64）。

i. 面罩麻醉可能损伤患者眼睛，为什么？

ii. 介绍两种可预防面罩麻醉时造成患者眼部机械性损伤的方法。

iii. 还有什么方法可以维护患者呼吸道通畅？

答案64

i. 如果面罩边缘压迫眼睛，可能导致眶周组织损伤。同时，脂溶性吸入麻醉药也会直接刺激眼睛或被患者使用的任何油性眼膏吸收。

ii. 如图64所示，一块"平板"（该案例中使用的是压舌板）可以改变面罩绑带的作用力方向，并防止面罩上移压迫患者眼睛。或者也可以将患者整个下颌放在麻醉面罩较宽阔（下端）的部分，以此防止面罩上移同时也可以向上托起下颌。

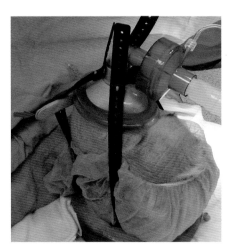

图64 用面罩为患者实施低浓度吸入麻醉

iii. 如果麻醉深度足够也可使用喉罩。

问题65

65.

i. 新生儿需要复苏的比例有多少？

ii. 哪些原因会造成新生儿呼吸困难？

iii. 哪3个因素可用来判断患儿需要接受心肺复苏的时机和程度？根据对新生儿的评估，描述实施心肺复苏的步骤。

iv. 列出Apgar评分的五要素。

i. 概率约为6%。

ii. 新生儿第一次呼吸时,需要 > 40 cmH$_2$O的吸气压才能扩张双肺,并克服气道黏性(被100 mL液体充满)。肺泡扩张可以降低肺血管阻力,降低左房压,并引起卵圆孔功能性关闭。

iii. 皮肤颜色,心率(HR)及呼吸:

- 皮肤呈粉红色,HR > 100次/min,呼吸规律:保持患儿温暖、干燥。
- 皮肤呈粉红色,HR > 100次/min,呼吸不规则:吸氧并密切观察。
- 皮肤呈青紫色或白色,心率 < 100次/min,呼吸不规则或无呼吸:进行高级生命支持。

iv. Apgar评分见下表。

	0分	1分	2分	要素简写
皮肤颜色/肤色	全身青紫或苍白	四肢青紫,躯干粉红色(手足发绀)	无青紫,躯干及四肢呈粉红色	外观(A)
脉　搏	无	< 100次/min	> 100次/min	脉搏(P)
刺激反应	对刺激无反应	表情痛苦/刺激时哭声微弱	刺激时啼哭或挣扎	刺激反应(G)
肌张力	无	有屈肌反射	四肢屈曲并抗拒伸展	活动度(A)
呼　吸	无	呼吸微弱,不规则,喘息	呼吸有力,哭声洪亮	呼吸(R)

问题66

66. 列出新生儿标准心肺复苏的步骤。

- 气道：开放气道并清理呼吸道异物，吸出患儿口腔和鼻腔内分泌物。
- 呼吸：给予5次人工呼吸，维持30 cmH$_2$O的吸气压2 s，通气频率为30～40次/min。
- 循环：纠正氧合后可迅速恢复心脏功能。如果心率（HR）＜60次/min或低于100次/min并持续下降，即开始胸外按压。用两拇指在患儿胸骨下1/3处按压，按压深度为2～3 cm，频率为120次/min。如果心率＞100次/min，给予通气直到患儿恢复自主呼吸。如果心率不能恢复，可考虑使用肾上腺素（10 μg/mL，最好通过脐静脉导管或气管导管给药）。少数病例可能需要输注4.2%碳酸氢钠（1～2 mmol/kg）和/或白蛋白或胶体液（10～20 mL/kg静脉推注）。用药过程中不应中断胸外按压。

问题67

67. 图67为一位慢性肾功能衰竭并发主动脉瘤（AA）破裂患者的ECG。麻

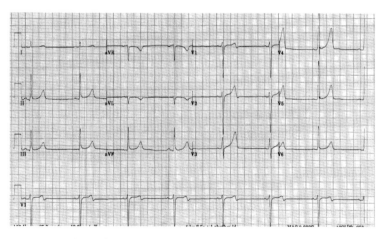

图67 某慢性肾功能衰竭并发主动脉瘤（AA）破裂患者的心电图

醉科医师计划给予患者预充氧3 min后静注预定剂量的硫喷妥钠和琥珀酰胆碱进行快速麻醉诱导,并实施环状软骨加压防止误吸胃内容物。关于该患者的麻醉计划:

i. 完善术前评估,还需要了解哪些情况?

ii. 应该选择哪些麻醉诱导药物?

iii. 术后应进行哪些常规护理措施?

答案67

i. ECG显示T波高尖并增宽,这是高钾血症的特征性表现。QRS复合波时长达112 ms(正常值应 < 110 ms,是进一步确诊高钾血症的依据。广泛T波增高但波幅不变可能与心肌缺血有关,尤其是起源于左冠状动脉前降支。ECG提示患者存在危及生命的高血钾(血清钾浓度为6.7 mmol/L)。该患者禁忌使用琥珀酰胆碱,因为其可使血清钾进一步增加0.5～1 mmol/L(即此血钾水平可引起严重心律失常甚至心搏骤停)。琥珀酰胆碱诱发血清钾剧增的原因不明,可能与乙酰胆碱受体有关。琥珀酰胆碱与乙酰胆碱受体结合后维持通道于开放状态,使钾离子从肌肉终板中逸出。尿毒症也可加重高钾血症。因此麻醉诱导时应该选择其他肌松药。

ii. 需要为该患者安全实施麻醉,防止误吸胃内容物,方便手术医师快速控制其腹腔内出血。常规应该在术前进行透析,但该患者病情并不允许。可用维库溴铵(0.1 mg/kg)或罗库溴铵(0.6 mg/kg)替代琥珀酰胆碱,即使插管失败也可用特异性拮抗剂环糊精(4 mL/kg)逆转两种药的肌松效应(目前在美国尚未批准使用)。可使用阿曲库铵维持肌松,因为其主要通过Hoffmann消除降解为无活性的代谢产物。

iii. 患者肾功能衰竭可能是由于AA破裂造成休克后引起。麻醉科医师应尽可能维持肾脏灌注压。避免使用肾毒性药物(如NSAIDs、ACE抑制剂,氨基糖苷类抗生素),并降低经肾脏排泄药物(如某些抗生素、地高辛、β 受体阻滞剂、利尿剂和锂剂)的用量。

68. 急诊室患者主诉上腹部疼痛,伴有长期COPD病史。CXR检查提示患者膈下有游离气体,未吸氧情况下其血气分析结果如下:

$$pH = 7.23(H^+ = 60 \text{ nmol/L})$$
$$PO_2 = 8.0 \text{ kPa}(60 \text{ mmHg})$$
$$PCO_2 = 7.5 \text{ kPa}(55 \text{ mmHg})$$
$$HCO_3^- = 18 \text{ mmol/L}$$
$$BE = -10$$

i.　根据已知临床信息分析患者的血气分析结果。

ii.　膈下游离气体提示什么?

iii.　为什么要请麻醉科医师会诊?

答案68

i.　应按以下步骤分析血气结果。首先详细查看患者信息,标本采集时间和FIO_2。其次查看PaO_2(判断是否存在低氧血症),pH/H^+(判断酸中毒还是碱中毒)、$PaCO_2$(判断是呼吸性酸中毒还是碱中毒),碳酸氢根或碱剩余(判断是代谢性酸中毒还是碱中毒)。最后计算阴离子间隙。

吸入氧气浓度为21%(呼吸空气)。虽然对于重度COPD患者而言8 kPa(60 mmHg)的氧分压正常,但该患者仍存在低氧血症。长期慢性通气不足导致的慢性CO_2潴留会引起代偿性碳酸氢根升高,而该患者碳酸氢根水平正常,提示不存在慢性CO_2潴留。该患者可能由于体液丢失(恶心/呕吐/禁食)和失血而发生休克,所以应给予高流量面罩吸氧。嗜睡表明患者存在CO_2潴留。给予氧疗后应每隔20~

30 min行血气分析以排除CO_2潴留,若确诊有CO_2潴留则应给予通气支持。应根据患者氧饱和度(维持氧饱和度94%～98%,有CO_2潴留时为88%～92%)调节氧流量。

严重酸中毒会损害心脏功能,导致危及生命的心律失常和/或心肌收缩力下降。高CO_2分压提示呼吸性酸中毒;低碳酸氢根水平和碱剩余负值提示也存在代谢性酸中毒。急诊外科患者的代谢性酸中毒通常由休克或脓毒血症引起。麻醉前即应考虑休克的可能性并尽快给予液体复苏。术中给予CVP、连续超声心动图和经食管多普勒超声监测有助于优化组织灌注。综上所述,该患者存在低氧血症、代谢性酸中毒及失代偿性呼吸性酸中毒。

ii. 膈下游离气体是肠穿孔的特异性体征,需要手术治疗。

iii. 术前需要麻醉科医师会诊。患者基础血气分析结果中高CO_2分压提示其通气功能受损,所以术后应转入ICU给予机械通气。腹部损伤进一步抑制患者呼吸并影响呼吸道分泌物的清除。

问题69

69. 图69所示为原始的经食管超声多普勒波形图及治疗后发生变化的3个波形图(该图由Deltex Medical提供)。

i. 图a、b、c原始图分别提示患者存在什么问题?

ii. 为改善波形分别采取了哪些干预措施?

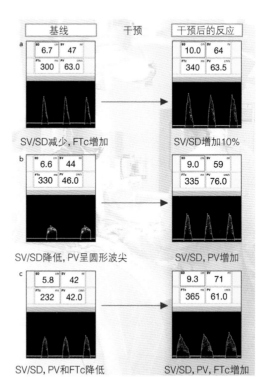

图69　3张原始经食管超声多普勒及治疗后发生变化的波形图

i. 3张原始波形图分别提示患者存在：① 低血容量。② 左室功能不全或左心衰。③ 血管收缩导致的后负荷过高。

ii. 3位患者分别需要接受的治疗为：① 补液500 mL，输注时间不低于10 min。② 怀疑心肌梗死时给予正性肌力药治疗。③ 给予血管扩张药。

问题70

70.

i. 图70显示的古老设备是什么？如何使用？

ii. 描述使用这个设备进行乙醚麻醉时，患者从清醒到完全失去意识所经历的各个麻醉阶段。

iii. 为什么现代麻醉科医师需要了解这些知识？

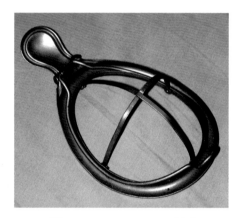

图70 Schimmelbusch面罩

答案70

i. 该设备为Schimmelbusch面罩。将一块纱布覆盖在面罩上，并用夹子固定于面罩边缘，然后将麻醉药滴到纱布上即可为患者进行麻醉，此即经典的"开放式"麻醉回路。由于挥发性麻醉药会接触到患者皮肤，因而有一定危险。此外，这种方法不能清除麻醉药蒸汽，因此操作者和患者会同时吸入麻醉药。

ii. 乙醚麻醉非常安全。心血管抑制继发于呼吸停止之后,因此除非用乙醚为患者进行通气,否则不会造成心血管抑制。Guedel描述了使用乙醚麻醉后患者经历的各个麻醉阶段(见表70)。麻醉科医师用乙醚进行麻醉时,当患者处于无眼球运动,呼吸规律且幅度较深,瞳孔为中等大小,提示为外科麻醉期的最佳状态。

表70 乙醚麻醉后患者经历的各个麻醉阶段

分期	生理状态	描述
1	无痛	从开始诱导到失去意识
2	兴奋或未抑制	从意识丧失到开始自主呼吸,患者可能会有挣扎、屏气、呕吐、咳嗽及吞咽。
3	外科麻醉期	从开始自主呼吸到呼吸麻痹
4	麻醉过量	从膈肌瘫痪到死亡

iii. 目前的吸入麻醉药均可模拟乙醚麻醉的各个分期,但由于现代吸入麻醉药的脂溶性较小,所以麻醉过程中各个阶段进展比较快。即使拥有现代化的监测技术,目前尚没有监测仪可以准确可靠地对患者进行麻醉深度监测。流泪、瞳孔大小、脉搏、血压、呼吸深度及频率(有自主呼吸的患者)等体征可有效帮助确定患者麻醉深度。

问题71

71. 图71所示为肺泡内气体方程式。该图也体现了肺泡分钟通气量的增加对PCO_2和PO_2的影响。注意在无代偿(过度通气)时的肺泡氧分压(和PaO_2)在80 mmHg(10.5 kPa)左右(绿色箭头与Denver曲线交汇处)。

i. 借此图解释,为什么在科罗拉多州丹佛市为患者实施过度通气,将分钟通气量从4 L/min增加到6 L/min时可使肺泡氧分压从80 mmHg升至100 mmHg?

ii. 大气压和/或过度通气会改变水蒸气对降低肺泡内PO_2的作用吗?

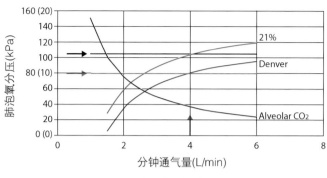

图71 肺泡内气体方程式

答案71

i. 在科罗拉多州丹佛市[大气压为640 mmHg（85 kPa），PO_2为125 mmHg（16.6 kPa）]呼吸室内空气时，人体肺泡内氧分压为80 mmHg（10.6 kPa），处于相对缺氧的状态。这种低氧状态促使分钟通气量增加，降低肺泡内CO_2分压并为肺泡提供更多的氧气，最终提高肺泡及动脉血PaO_2。

ii. 37 ℃时的饱和蒸汽压（SVP）为47 mmHg（6.2 kPa）。影响SVP的唯一因素是温度。大气压的改变和过度通气均不会影响水蒸气的SVP。

问题72

72.

i. 单独实施该麻醉方式是否即可满足手术需求？

ii. 图中标识点1、2、3分别是什么解剖标志？

iii. 成功完成该手术需要阻滞哪

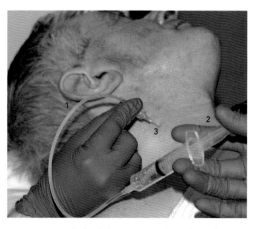

图72a 患者拟在颈深丛区域阻滞麻醉下接受颈动脉手术

些颈丛神经支配的皮区？

iv. 列出该操作涉及的解剖结构及如何阻滞。

v. 区域阻滞麻醉是否更适用于此类手术？

vi. 实施该区域阻滞会出现哪些并发症？

答案72

i. 是的，但应同时阻滞颈丛深支和浅支。

ii. 应在C3（标识点3）处实施颈丛阻滞。乳突（标识点1）通常用于识别第一颈椎的位置（图72b）。标识点2为环状软骨和C6横突（Chassaignac结节）。

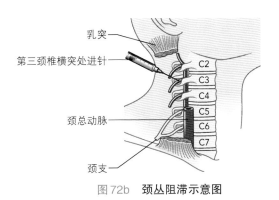

图72b　颈丛阻滞示意图

通过这两个标志即可触摸到颈椎横突。C3位于胸锁乳突肌后缘后方约1 cm处。

iii. 需要阻滞C2、C3、C4对应的皮区。

iv. 患者仰卧位，头转向手术对侧。严格消毒，局麻药皮内浸润注射后用1根2.5 cm长的25G穿刺针以正确角度略向尾端（以避免鞘内注射）进针。定位C3椎体（或患者主诉颈丛分布区有感觉异常）后注射20 mL局麻药（通常用0.375%左旋丁哌卡因）。注药过程中固定注射器非常重要，因此需要由助手帮助注药。同时在下颌角处进行浸润麻醉，可有效预防手术过程中外科医师牵拉下颌角引起的疼痛，也可由外科医师在颈动脉鞘内注射少量局麻药以完善该阻滞。

v. 一项大型临床试验表明为颈动脉内膜切除术患者实施GA或LA，其并发症发生率并无差异。

vi. 并发症有：椎动脉内注射局麻药可引起意识立即丧失或癫痫；药液误入

蛛网膜下腔；药液误入硬膜外腔；膈神经麻痹，可能导致重症肺病患者呼吸功能严重恶化。此外，轻度并发症包括局部血肿、一过性霍纳综合征、短暂性喉返神经麻痹和星状神经节阻滞。

问题 73

73.

i. 图73的CT扫描提示什么？描述其特征。

ii. 描述图73中患者可能存在的临床表现。

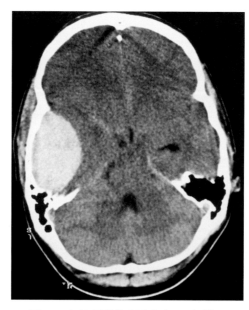

图73　急性硬膜外血肿患者CT扫描图

答案 73

i. 该患者为急性硬膜外血肿（EDH），血液集聚在硬脑膜与颅骨之间。图中所示为其经典的双凸面(透镜状)形血肿。

ii. EDH通常由颅脑损伤伤及横越颞骨的脑膜中动脉引起。同侧锥体交叉束或大脑后动脉受压导致局部症状的快速发展(比如出现对侧单边肢体无力或视力丧失)。患者会有一个中间清醒期(意识暂时恢复)。随着ICP增高则会依次出现意识逐步丧失,同侧瞳孔散大固定,如果不积极治疗就会导致死亡。

问题74

74.

i. 结合肾小球滤过率(GFR),简述慢性肾脏疾病(CKD)的定义。

ii. 列出CKD的病因。

答案74

i. CKD是永久性(通常是渐进性的)的肾功能减退,通常根据GFR进行分期:

- 第1期:轻度肾功能减退;肾脏损伤伴GFR正常或相对升高[$\geqslant 90$ mL/(min·1.73 m^2)]。肾脏损伤是指存在病理学异常或出现肾脏损害的指标(如血液或尿液或影像学检查)。

- 第2期:肾脏损伤伴GFR轻度降低[$60 \sim 89$ mL/(min·1.73 m^2)]。

- 第3期:GFR中度降低[$30 \sim 59$ mL/(min·1.73 m^2)]。

- 第4期:GFR严重降低[$15 \sim 29$ mL/(min·1.73 m^2)]。需要准备肾脏替代治疗(RRT)。

- 第5期:确诊肾衰竭[< 15 mL/(min·1.73 m^2)],需要永久行RRT =或终末期肾脏疾病(ESRD)。患者也可能无临床表现直至GFR下降至50 mL/(min·1.73 m^2)以下。

ii. CKD原因（数据来源于欧洲血液透析和移植登记处）见表74。

表74 永久性肾功能减退病因

	总体百分率（%）
肾小球肾炎	24.1
肾盂肾炎（结石、梗阻、反流性肾病）	16.6
病因未明	14.4
糖尿病（非胰岛素依赖型和胰岛素依赖型）	13.1
肾血管疾病（包括高血压）	9.8
多囊肾	8.2
多系统性疾病（如系统性红斑狼疮）	4.8
镇痛剂肾病	2.6
肾淀粉样变	1.6
肾血管炎	0.7
肾发育不全	0.5
肾毒性（如顺铂、ACE抑制剂、氨基糖苷类抗生素）	0.2
其他	3.4

问题75

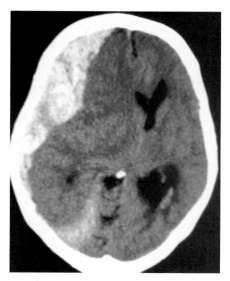

75.

i. 图75所示CT扫描提示什么？描述其特征。

ii. 描述图75中患者可能存在的临床表现。

图75 急性硬膜下血肿患者CT扫描图

答案75

i. 该患者为急性硬膜下血肿（SDH）。硬脑膜和蛛网膜之间的桥静脉出血，血液集聚在颅骨内侧形成新月形血肿。

ii. 根据发病速度SDH分为急性、亚急性及慢性型。急性出血通常由急剧加速/减速相关的明显创伤所致。急性SDH类似于硬膜外血肿，但由于严重创伤常并发其他组织损伤和/或脑挫伤，所以预后较差。慢性SDH症状较轻，主要表现为头痛、间歇性困倦、意识混乱、跌倒或共济失调。这些症状可能持续数周而未被发现，特别是发生于老年患者。这些患者通常没有或仅有轻微外伤史，酗酒，年龄超过50岁，并在服用全身性抗凝药。

问题76

76. 怎样通过术前血清电解质水平评估CKD的严重程度？

答案76

GFR是通过将患者年龄、性别、体重及血清尿素氮/肌酐值代入Cockcroft-Gault公式计算而来：

GFR（mL/min）＝［（140－年龄（岁））×体重（kg）］/血清肌酐（μmol/L）×0.82（女性减去15%）

肾功能也可通过血清肌酐值评估，该方法适用于已知肾功能损害的老年患者：

GFR降低50 mL/（min·1.73 m²）＝血清肌酐值甚少超过140 mmol/L

GFR 为 30 ～ 50 mL/(min·1.73 m^2)(中度 CKD) = 血清肌酐达 170 mmol/L

GFR 为 15 ～ 29 mL/(min·1.73 m^2)(重度 CKD) = 血清肌酐达 350 mmol/L

GFR < 10 mL/(min·1.73 m^2) 时,血清肌酐超过 700 mmol/L,危及患者生命。

注意: 血清肌酐变异性极大(例如: 一体重 100 kg 的年轻健美运动员,其肌酐正常值为 150 μmol/L,但对老年女性而言,同样数值则可能提示严重肾功能损害)。

问题 77

77.　图 77 是欧洲一项针对颈动脉狭窄超过 82% 的患者分别进行颈动脉内膜切除术(CEA)或保守治疗(戒烟、控制血压及服用抗血小板药物)(ECST)的研究结果。

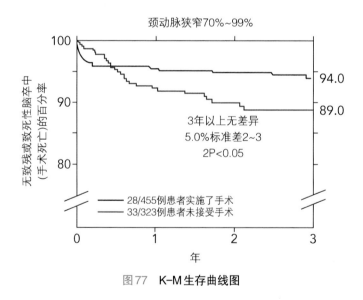

图 77　K-M 生存曲线图

i.　这个图的名称是什么?

ii.　该图是如何完成的?

iii.　截尾值指的是什么?

iv. 此类患者是否应接受颈动脉内膜切除术？

v. 如何解读该图？

vi. 为什么图中曲线呈阶梯状下降？

i. 该图为Kaplan Meier（K-M）生存曲线，又称为寿命表。

ii. K-M图记录两组接受不同治疗方法的研究对象的存活时间。存活时间是指患者从随机接受手术（或保守治疗）至死亡的时间。K-M图常用于预测患者的死亡时间，也可用于其他情况的评估（例如监测某种疾病症状出现的时间）。观察终点为确认患者死亡时，而观察起始时间通常从确诊算起。在CEA组，从确诊到实施手术之间的延误时间非常重要，因为患者有可能在这段时间内死亡。在ESCT研究中，从确诊到手术的间隔时间均控制在1年以内。

iii. 截尾值是指因研究时间超过实际观察时间或患者因其他原因（如患者拒绝）退出试验而造成的数值丢失。

iv. 是的，应该接受手术。从图中可以看到，两条曲线第一个相交点反映了术后即刻死亡率。术后一段时间两条曲线再次相交，因此CEA组患者1年存活率明显高于保守治疗组。对于颈动脉狭窄超过82%的患者手术治疗是合理选择。

v. 在K-M图中，患者在一定时间内的生存率是通过许多小的时间间隔计算而来。CEA术后2 d患者的生存率可用术后第1天患者生存率乘以术后幸存2 d患者的概率，第2个概率即为"条件概率"。如果用p100表示术后100 d的患者生存率，假定患者术后已经活了99 d，那么CEA术后100 d总的患者生存率即为p1×p2×p3⋯p99×p100。若全部存活，则概率为1，那么计算时只要简略计算至少有1名患者死亡时的概率即可。

vi. 生存曲线随患者死亡呈阶梯式下降。截尾值（如患者退出试验）通常用记号表示。

78.

i. 图78a中的颈椎侧位片有什么问题或异常？

ii. 图78b为该患者的单个椎体CT扫描,这是哪个椎体？有什么问题？

iii. 从这两个影像学检查中可以学到什么？

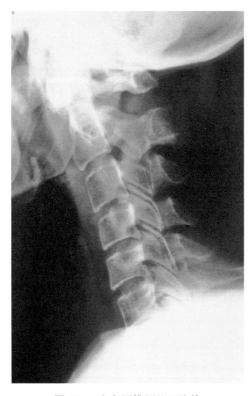 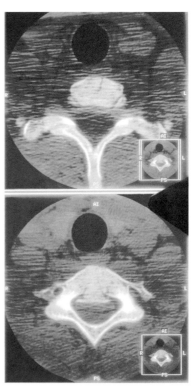

图78a　患者颈椎侧位X线片　　　图78b　患者单个椎体CT扫描图

答案78

i. 该颈椎侧位片显示不全,因为未显示C7至T1连接。此X线片中正常颈椎前屈角度消失,代之以异常僵直,提示患者可能存在脊椎损伤,其余未见异常。

ii. CT扫描显示该患者C7椎体碎片向后突出进入椎管内,但未见脊髓损伤。

iii. 所有意识消失的创伤患者均应考虑合并存在颈椎损伤。颈椎侧位片应包括C1 ~ C7的所有椎体,若不能完整显示这些椎体,可进一步行"游泳者视角(Swimmers view)"摄片检查。但对于重大创伤患者,可结合低位颈椎CT和胸腹部CT观察相应的组织结构。颈椎X线片不完整绝对不能作为诊断依据。若颈椎X线片图像不满意且无CT检查,必须保持患者颈部制动直至影像学检查或体格检查确诊没有颈椎损伤。

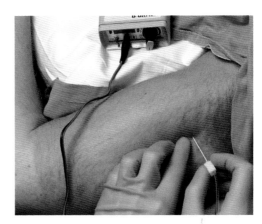

图79 对患者实施腋路臂丛神经阻滞

问题79

79.

i. 图79是什么操作?

ii. 如何确保穿刺针位置正确?

iii. 解释"经动脉"阻滞法。

答案79

i. 该图为实施腋路臂丛神经阻滞。

ii. 以前一般通过针尖进入血管神经鞘时的"突破"感或臂丛神经支配区出现感觉异常等方法,判断穿刺针是否到达合适位置,然而这些方法未必准确且带有一定主观性。目前常用方法是通过电流发生器和一根绝缘针(如图所示)探测手部感觉异常或肌肉收缩/颤搐。超声可帮助定位目标神经,减少组织损伤,且可实时观察神经与穿刺针的相对位置及局麻药在血管神经鞘内的扩散。

可通过完善的麻醉效果或神经鞘内注射不透射线的造影剂来证实穿刺针已到达合适位置。若穿刺针位置正确，神经鞘内注药后可在腋窝处触及成梭形的局麻药。腋路臂丛神经阻滞虽然可以为前臂及手部手术提供完善的麻醉效果，但由于不能阻滞肌皮神经，可能无法消除止血带反应，并出现前臂阻滞效果不全。

iii. 在腋窝处臂丛神经与肱动脉并行，将穿刺针穿透动脉后可见活动性出血，此时即可在动脉深处及浅部注射局部麻醉药。该操作方法简单但风险较高，因而已经被超声引导技术所取代。

问题 80

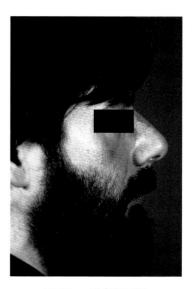

图 80a　患者侧面照

80.

i. 为什么说图 80a 患者存在困难气道？

ii. 列出与困难气道相关的危险因素。

iii. 请画出术前预测困难气道的 Mallampati 分级图。

iv. 使用 Mallampati 分级如何预测喉镜气管插管的难度？

答案 80

i. 该患者存在明显的小颌畸形，隐藏在其胡须下面（图 80b）。面罩通气及气管插管均具有挑战性，而且可能存在喉镜下喉部暴露困难。

ii. 相关危险因素有小下颌；肥胖；寰枕关节活动受限（如风湿性关节炎，既往脊柱手术或颈部损伤史，唐氏综合征）；门牙突出；高腭穹（如马方综合征）。

iii. 术前应对所有患者进行Mallampati气道分级评估。根据患者张口后所能观察到的口咽部结构(图80c)分为四级：

- Ⅰ级,可见咽峡弓、软腭及悬雍垂。
- Ⅱ级,可见咽峡弓、软腭,悬雍垂被舌体阻挡。
- Ⅲ级,只能看到软腭。
- Ⅳ级,无法看到软腭。

iv. 80%的Ⅰ级患者和65%的Ⅱ级患者通常气管插管比较容易,而Ⅲ和Ⅳ级则提示插管困难。术前访视时应对患者进行Mallampati分级评估气管插管难度。

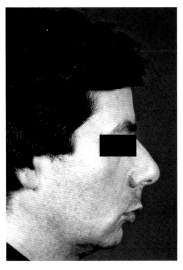

图80b　**患者存在小颌畸形**

该患者为Ⅲ级,需要准备纤维支气管镜辅助气管插管。

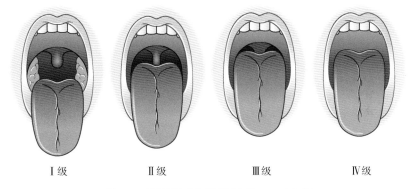

Ⅰ级　　　　　Ⅱ级　　　　　Ⅲ级　　　　　Ⅳ级

图80c　**预测困难气道的Mallampati分级**

问题81

81.

i. 图81为一名女性患者的手部照片,导致该特征的可能病理原因是什么?

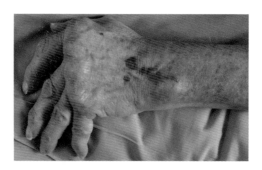

图81　某女性患者的手部照片

ii. 描述此图中主要的异常特征。

iii. 哪些术前检查有助于评估该病的严重度？

答案81

i. 可能病理原因是类风湿关节炎。

ii. 该图显示患者手指关节肿胀、畸形，并伴相关皮肤改变（如红斑、微小梗死）及周围组织变形（如肌肉萎缩）。类风湿关节肿胀分为三型：硬/骨性；关节积液；滑膜增厚。

iii. 相关检测包括FBC（CBC）、U + E，C反应蛋白及ESR。由于类风湿肺疾病可能影响气体交换，因此对怀疑呼吸功能受损的患者需要进行血气分析。虽然该类患者贫血常见，但即使术前血红蛋白低至70 g/L也不建议输血，因为患者已经适应。但如果手术有出血风险时，应进行交叉配型输血，因为即使相对少量的出血也可能导致患者严重贫血。

胸片和颈椎X线片至关重要。类风湿肺疾病患者的CXR可见肺渗出、肺实变、胸膜类风湿结节及限制性肺疾病的征象（例如脊柱后凸或脊椎压缩）。颈椎平扫可见寰枢关节半脱位（寰椎向齿状突突出超过3 mm）。头部活动会引起齿状突压迫颈髓、延髓或椎动脉，从而导致锥体束征、四肢瘫痪甚至死亡。术前应明确已经存在的神经系统并发症，并采取保护措施避免进一步加重［例如外周神经压迫（腕管综合征）和颈神经根压迫）。术前必须检查ECG，心脏病理改变可能包括心包增厚或心包积液、心包炎/心肌炎（伴随无症状性胸痛或心律失常）、冠状动脉炎、心脏瓣膜纤维化、传导系统的类风湿结节伴有主动脉瓣反流等。如果不能进行心肺运动试验，可由心内科医师行"多巴酚丁胺负荷试验"，评估患者心功能储备情况，患者输注多巴酚丁胺，并逐渐增加剂量。记录与心肌缺血有关的心血管参数，麻醉时采取相应措施防止其进一步恶化。

问题82

82. 图82记录了3条描记线：分别代表胸部活动的肺阻抗图、经鼻腔和/或口腔气流的呼吸速度描记图及血氧饱和度（SpO$_2$）。该曲线代表何种类型的呼吸暂停（即中枢性或阻塞性）？为什么？

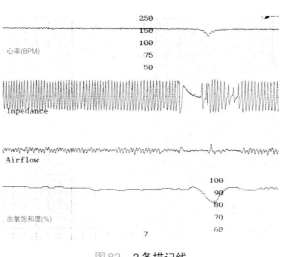

图82　3条描记线

答案82

82. 患者胸部活动消失（肺阻抗描记曲线变平）提示该患者为非阻塞性呼吸暂停，可能为中枢性呼吸暂停。

83. 男性患者，48 h前在冰面上重重滑倒导致其多处肋骨骨折。患者主诉左侧胸部明显刺痛，吸气时加重，入院时CXR提示明显气胸，现已进行胸腔引流。患者有发热（39 ℃），咳嗽时伴有剧痛。患者不能有效咳嗽、咳痰，有进展为肺炎的风险。

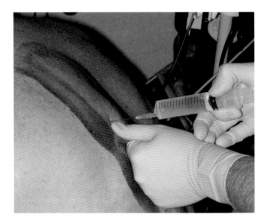

图83a　对患者进行肋间神经阻滞治疗

i. 图83a是什么治疗过程？为什么要进行该项操作？

ii. 描述该项操作过程。注意：目前临床操作要求在患者背部铺巾以保证无菌状态，但为了清楚显示解剖结构，图中移走了洞巾。

iii. 画出安全进行此项操作所需了解的相应解剖结构。

iv. 此项操作可能存在哪些风险？

i. 肋间神经阻滞，可为患者提供良好的短期镇痛效果，便于有效排痰。

ii. 严格遵循无菌原则，将21G穿刺针与皮肤呈20°在骨折肋骨下缘处、肋骨后角处向头侧进针，可同时阻滞肋间神经前支及后支。穿刺针滑过下一肋骨边缘后向头端前进1 cm，此时针尖应接近肋间神经。回抽确认无空气（提示穿破胸膜）或血液（提示穿刺入血管）后在肋下区域注入3～6 mL 0.5%丁哌卡因（推荐含1∶200 000肾上腺素的左旋丁哌卡因）。至少需要阻滞疼痛区上下两个肋间隙，并注射最大剂量的局麻药（丁哌卡因极量为2 mg/kg）。4～6 h后可重复操作，可重复3～4次。

iii. 图83b为解剖图示。黄色、红色、蓝色分别代表肋间神经、肋间动脉和肋间静脉。

iv. 主要风险有穿破胸膜导致气胸，如果患者接受全麻或航空飞行则必须避免。由于肋间动静脉与肋间神经相距很近，因此穿刺时可能意外穿破血管，同时该区域血管丰富，局部麻醉药迅速吸收可能引起局麻药毒性，导致抽搐或心搏骤停。此外，穿刺针对肋间神经的剪切力也会引起长期神经损伤、激惹或神经炎。

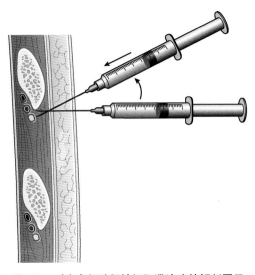

图83b　对患者行肋间神经阻滞治疗的解剖图示

问题84

84.

i. 什么是正性肌力药物？

ii. 为什么有别于升压药？

iii. 儿茶酚胺类是正性肌力药物的主要组成部分，通过静脉输注治疗循环不稳定的重症患者。简述儿茶酚胺类是如何发挥作用的。

iv. 具体阐述多巴胺的药理作用方式。

v. 填写以下表格中的药物特性。

表84a　药物特性表（待完成）

药　　物	作用的肾上腺素能受体	效应［心率（HR）、每搏量（SV）、血管张力］
肾上腺素		
多巴酚丁胺		
多巴胺		
多培沙明		
去甲肾上腺素		

答案84

i. 正性肌力药物是指可以增强心肌收缩力的药物。

ii. 血管加压药引起血管平滑肌收缩，导致血压升高。血管加压药和正性肌力药物均通过自主神经系统和肾上腺素能受体发挥作用。

iii. 儿茶酚胺类通过与三大类肾上腺素能受体结合而发挥作用：α 肾上腺素能受体、β 肾上腺素能受体及多巴胺能受体（DA）。肾上腺素能受体是由一组糖蛋白构成的复合体，与儿茶酚胺结合可以改变细胞功能。肾上腺素能受体亚型多达8种，临床需熟知的三类受体均有两个亚型：α_1 和 α_2，β_1 和 β_2，DA_1 和 DA_2。儿茶酚胺的主要作用如下：

- 1：收缩外周小动脉。

- 1：加快心率，增强心肌收缩力。

- 2：舒张支气管平滑肌及骨骼肌中的小血管，此外其对心脏还有正性变力和变时作用。

- D：低剂量时增加肾血流量，中等剂量时有正性肌力作用。

iv. 多巴胺受体及其作用具有剂量依赖性:

- 1～2 μg/(kg·min): 作用于DA能受体,导致肾血管舒张、尿量增加。
- 2～10 μg/(kg·min): 作用于β受体,增加心排血量。
- ＞10 μg/(kg·min): 作用于α₁受体,引起动脉收缩。

v.

表84b 药物特性表

药 物	作用的肾上腺素能受体	效应[心率(HR)、每搏量(SV)、血管张力]
肾上腺素	β₁、β₂、α	↑HR,↑SV,血管收缩(↑BP)
多巴酚丁胺	β₁、β₂	↑HR,↑SV,血管舒张(↓BP)
多巴胺	α、β₁、β₂、DA	低剂量: 多巴胺能效应 中等剂量: 正性肌力作用 大剂量: 血管收缩
多培沙明	β₂、DA	↑HR,内脏血管舒张
去甲肾上腺素	α	血管收缩

问题85

85.

i. 该图是什么切面?

ii. 图中A、B、C分别指什么结构?

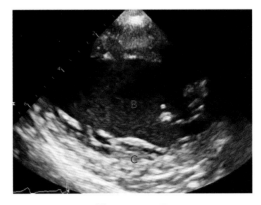

图85 TOE图

答案85

i. 该图为经胃的两腔心切面。

ii. A为肝脏; B为左心室; C为左室前壁。

86. 图86中男性患者主诉嗜睡、复视及咀嚼
困难,劳累时和午后症状加重。

i. 可能诊断是什么?

ii. 为什么会出现这些症状?

iii. 图中可见该患者已实施前胸部手术,为
什么做此手术?

iv. 为何对这类患者实施麻醉具有挑
战性?

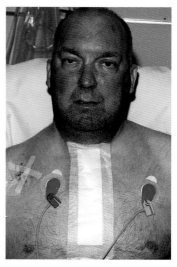

图86 某男性患者图

答案86

i. 重症肌无力(MG)。MG的典型表现为在1天中肌无力症状逐渐加重。
注意此患者还伴有上睑下垂。面部/延髓肌无力会导致复视及咀嚼困难
等典型临床表现。

ii. 由于患者自身免疫抗体阻断了神经肌肉接头突触后膜上的烟碱型乙酰
胆碱受体(AChRs),导致肌肉无力。

iii. 推荐实施胸腺切除术,一般术后2～5年内患者症状会有不同程度的
改善。胸腺产生的辅助性T细胞与B细胞相互作用,产生抗体攻击
AChRs。10%的MG患者有胸腺肿瘤,70%的患者有胸腺增生,提示免
疫反应活跃。

iv. 麻醉中应避免使用肌松药,如果一定要用,须选择经霍夫曼降解的肌松
药(阿曲库铵/美维库铵),同时使用神经刺激仪监测神经肌肉传导。
麻醉的主要问题是如何使用胆碱酯酶(ChE)拮抗剂(如新斯的明)逆
转神经肌肉的阻断作用。拮抗剂剂量不足可能会引起肌无力危象,表
现为显著肌肉乏力;剂量过大则导致胆碱能危象,表现为反胃、稀便、

恶心、呕吐、腹部绞痛及腹泻。广泛而严重的肌无力会使支气管及口腔分泌物增多,吞咽困难甚至出现呼吸衰竭。因此应避免使用ChE拮抗剂,安全做法是术后给予机械通气支持直至肌松药药效逐渐消退。术后继续维持MG的药物治疗,根据手术效果逐渐减少药量直至停药。

87.

i. 单斜面穿刺针和双斜面穿刺针的区别是什么?指出图87中的单斜面穿刺针和双斜面穿刺针。

ii. 它们分别有什么优点?

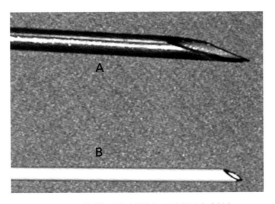

图87 单斜面穿刺针和双斜面穿刺针

i. 单斜面穿刺针针尖只有一个切面,而双斜面穿刺针针尖有两个不同角度的切面(图中上方的穿刺针针尖处更容易看到)。图中A为双斜面穿刺针。

ii. 双斜面穿刺针更锋利因而更容易穿透皮肤与组织,而单斜面穿刺针比较钝,穿透组织时需要更用力,进入不同组织平面时有明显突破感,因而操作者的触感更好。另外,单斜面穿刺针也较少损伤(切割)神经。鉴于后两种原因,区域麻醉常优先选择单斜面穿刺针。

问题88

88. 血小板是凝血级联反应中的重要成分,血小板内钙离子刺激会引起血小板聚集(图88)。图中多种药物可抑制血小板的聚集反应,下面这些分别是什么药:

- 药物A:环氧化酶抑制剂,作用时间较长,为临床常用的处方药。
- 药物B:作用于腺苷酸环化酶,增加环磷酸腺苷浓度。
- 药物C:作用于血小板表面的GP受体,通常为静脉注射剂型。

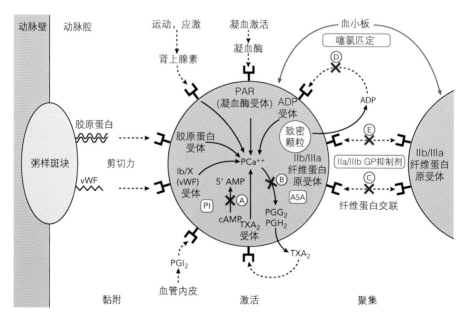

图88 凝血级联反应

- 药物D：与血小板壁上的二磷酸腺苷共价结合发挥作用。与药物A的作用方式相似，价格更贵但GI出血率较少。
- 药物E：主要用于经皮冠状动脉成形术中，预防操作时冠状动脉内凝血。

ADP：二磷酸腺苷；cAMP：环磷酸腺苷；GP：糖蛋白；PGG_2：前列腺素G_2；PAR：蛋白酶激活受体；PGH_2：前列腺素H_2；PGI_2：前列环素；TXA_2：血栓素A_2；vWF：血管性血友病因子。

答案88

血小板黏附于受损血管内皮的蛋白上（例如胶原蛋白及血管性血友病因子）。血小板激动剂（剪切力、肾上腺素、血栓素、ADP、血栓素A_2）可升高血小板内钙离子水平，促进血小板的激活。

- 药物A：阿司匹林。不可逆性抑制血小板及巨核细胞内前列腺素H合酶（环氧化酶1），阻止血栓素A_2的合成，后者可促使血管收缩和血小板聚集。只有乙酰水杨酸（阿司匹林）影响血小板功能，由于血小板不能再生成环氧合酶，所以其抗血栓效果可持续整个血小板生存期（8～10 d）。停用阿司匹林后，当20%血小板恢复环氧化酶活性时即可恢复正常凝血功能。
- 药物B：前列环素，静脉用肝素的替代药。增加细胞内cAMP水平，减少血小板聚集。
- 药物C：右旋糖酐，是一种复合糖。通过抑制GP受体黏附于血管壁或其他血小板上，从而抑制血小板交联和聚集。
- 药物D：氯吡格雷。非ST段抬高型急性冠脉综合征或冠状动脉造影/支架后需服用噻氯匹定12个月。主要优点是可减少GI出血的风险。经肝脏代谢后产生的活性化合物与血小板上的ADP受体共价结合从而显著抑制血小板的激活。
- 药物E：阿昔单抗。复杂的心脏事件，如非ST段抬高型急性冠脉综合

征，可在短期内使用 Ⅱ a/Ⅲ b GP 抑制剂（例如阿昔单抗），预防纤维蛋
白原与血小板的交联。

其他类似药物还有磷酸二酯酶抑制剂（双嘧达莫、西洛他唑），主要通过
提高细胞内环磷酸腺苷水平抑制血小板功能。大蒜、银杏及人参等草药
在大剂量使用时影响凝血功能。

问题89

89. 解读下表中的统计数据。

表89a　各类数据类型及测量方法（待完成）

数 据 类 型		测量方法（名称、序数、间隔或比例）？参数或非参数？
女性	男性	
黑发	金发	
小	大	
冷	发热	
矮	高	
GCS = 10	GCS = 8	
1.5 m	1.8 m	
50 kg	100 kg	
37 ℃	38 ℃	
273° 开尔文温度	274° 开尔文温度	

i. 将表中各类数据按照其测量方法进行分类：(a) 名称或类别；(b) 序数或
排名；(c) 间隔；(d) 比例或绝对值。

ii. 这些数据是参数还是非参数？

iii. 对上述每种测量方法进行定义（a ～ d）。

iv. 4种测量方法中哪些是参数？哪些是非参数？

v. 如果这些参数化数值不是正态分布，能否采用非参数检验（例如Mann-

Whitney U 检验）？

答案89

i.　数据分类如下。

ii.

表89b　**各类数据类型及测量方法**

数　据　类　型		测量方法（名称、序数、间隔或比例）？参数或非参数？
女性	男性	名称，非参数
黑发	金发	名称，非参数
小	大	序数，非参数
冷	发热	序数，非参数
矮	高	序数，非参数
GCS = 10	GCS = 8	序数，非参数
1.5 m	1.8 m	比例，参数
50 kg	100 kg	比例，参数
37 ℃	38 ℃	间隔，参数
273° 开尔文温度	274° 开尔文温度	比例，参数

iii.　（a）名称或类别量表是指一些相互间不具有任何数学关系，彼此平行的类别（例如比较眼睛的颜色不会用"更大、更好"，也不存在等级差异）。

　　（b）序数或分级量表（排名由大到小或从小到大）是指一些相互间具有某种数学关系的数据（例如一位患者比另一患者病情更重，创伤更多，脱水更严重）。

　　（c）间隔尺度量表是指一些测量数据，这些数据点间的间隔（距离）在整个测量范围内固定、线性及恒定。比如10 kg和11 kg间的差异大小与100 kg和101 kg间的差异大小相同。

　　（d）绝对值或比例尺度量表是指一些有绝对零点的数据（例如千克体

重）。当用开尔文温度表示体温时，因其具有绝对零点，所以属于绝对值尺度。当用摄氏/华氏温度表示体温时，尺度内有任意零点（0°摄氏度是指冰点，而0°华氏度是指冰点以下32°F）。"比例尺度"也可用于体重，因为体重（盎司、千克）也有真正的零点，且任意两点间的比例是独立的计量单位（例如20 kg与10 kg的比值为20/10 = 2）。当用摄氏度及华氏度表示体温和室温时，其比值产生差别，37 ℃ /20 ℃为1.85，而98.4°F/60°F是1.64，因此用摄氏度及华氏度记录温度时，其属于间隔尺度而非比例尺度。

iv. 类别和序数尺度为非参数。

v. 可以。仅需较少假设的"降级"数据可以接受，但如果数据呈降级分布，从中得到的有用信息较少，因此很难检测到其中的统计学差异，倾斜的数据资料也会被遗漏。

问题90

90.

i. 图90所示罐子中的颗粒状物是什么？其主要作用是什么？

ii. 描述这些物质的化学成分及发生反应时的化学方程式。

iii. 这些颗粒状物有多大？

iv. 这些颗粒状物用完后会出现什么情况？

v. 这些颗粒状物是如何生成CO的？

vi. 哪种吸入麻醉药会与这些颗粒状物相互作用发生化学改变？

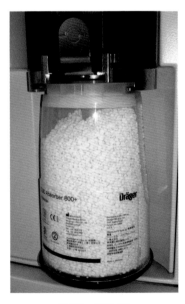

图90　碱石灰

i. 碱石灰,用于麻醉呼吸系统中吸收CO_2。

ii. 碱石灰包含氢氧化钙(94%)、氢氧化钠(5%)、氢氧化钾(1%)、硅酸盐(用于黏合:<1%)、染料指示剂(见下文)和14%～19%的水。患者的呼出气体进入罐内,碱石灰吸收CO_2,产生水和热量,加热湿化的气体和新鲜气流再返回患者吸气端。相关的化学反应是:

$$CO_2 + 2NaOH \rightarrow Na_2CO_3 + H_2O + 热量$$
$$Na_2CO_3 + Ca(OH)_2 \rightarrow 2NaOH + CaCO_3$$

iii. 4～8筛孔(即每个筛孔有4～8串,颗粒将通过每轴每英寸的筛孔)。罐内紧密充填可减少气体通过颗粒间的间隙。

iv. 染料颜色改变提示碱石灰已用完(图片所示产品由白色变为蓝色,其他产品由粉红色变为白色)。

v. 地氟醚、安氟醚和/或异氟醚与干燥温暖的碱石灰长时间接触后会生成CO。过度的"冲刷"碱石灰罐(如过夜)可产生如此效应(译者注:未关闭氧气情况下,氧气持续通过碱石灰罐,长时间后导致碱石灰干燥)。

vi. 碱石灰分解三氯乙烯和氯仿产生甲酸和光气,产生CO,导致神经损伤。七氟醚也会分解产生复合物A[五氟氟甲基醚(烯烃)],后者可导致大鼠肾脏、肝脏和脑损伤,然而在人体尚未发现有损害。

91.

i. 解读图91中的颈椎侧位片。

ii. 该患者是否存在脊椎损伤? 若有,依据是什么?

iii. 为什么麻醉科医师需要关注这个问题?

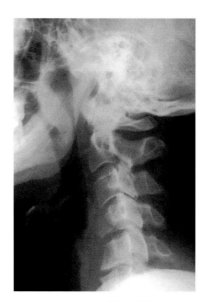

图91 颈椎侧位片

答案91

i. 该颈椎侧位片不够完整,未能显示低位颈椎尤其是C7至T1关节。

ii. 该患者存在C4椎体斜型骨折,其正常颈椎前屈角度消失,出现后凸畸形,C3椎体相对骨折的C4向前突出。

iii. 当抢救外伤患者特别是气管插管时,必须保持颈部制动,直至影像学检查排除并存颈椎损伤。麻醉科医师必须识别此X线片中的异常征象(尤其是正常前屈角度消失),进行气管插管时应用颈托制动,或用手维持颈椎与身体呈一条直线,防止脊髓损伤。

问题92

92. 右股骨中段骨折患者,拟行骨折固定手术,实施连续股神经阻滞麻醉。

i.　图92a中用于标识股神经定位的A、B、C分别是什么结构?

ii.　图92b为腹股沟区的超声影像,可准确定位股神经。超声探头的摆放位置如插图所示,图中D、E和F分别是什么结构?

iii.　为什么这些解剖结构非常重要? 如何识别? 为什么麻醉科医师需要了解这些结构?

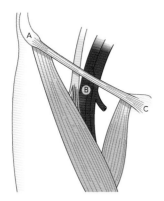

图92a　股神经定位图

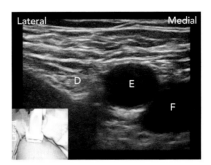

图92b　患者腹股沟区的超声影像图

答案92

i.　股动脉(B)可触及搏动,股神经位于其外侧及腹股沟韧带下方,走行于髂前上棘(A)与耻骨结节(C)之间。

ii.　D为股神经; E为股动脉; F为股静脉。超声可用于显示神经和绝缘穿刺针,以便正确放置导管。置管时引起的感觉异常可能提示导管位置正确,但并非每次均能引出异感。可使用神经电刺激仪帮助定位神经,当引起股四头肌收缩(特别是髌腱运动)所需的刺激电流越小,阻滞成功率越高。

iii.　股神经从腹股沟韧带下方进入大腿,走行于股动脉外侧。股神经在腹股沟韧带下方分为前后两支,前支(浅支)支配大腿前侧及内侧的皮肤感觉,后支(深支)支配股骨骨膜、股四头肌、膝关节内侧,以及小腿肌腹和足(通过隐神经支配)内侧的皮肤,因此,若阻滞点低于腹股沟韧带则会导致神经分支阻滞不全。应了解股动脉和股静脉的解剖结构,以便于进行股动脉穿刺测压和中心静脉置管。

93.

i. 为什么麻醉科医师需要熟知抗血小板药物？

ii. 对于围术期使用抗血小板药物的患者，麻醉科医师应该注意什么？

答案93

i. 因为需要警惕手术出血风险。阿司匹林或其他非选择性非甾体类抗炎药，理论上并不增加出血风险，但有趣的是临床通常于术前 $1 \sim 2$ d 停药。氯吡格雷应于术前 7 d 停药，IIa/IIIb GP 抑制剂术前应停用 $1 \sim 2$ d。GP 抑制剂常用于冠脉事件的治疗，急性冠脉综合征对手术安全的影响远大于这些抗血小板药导致的出血风险。

ii. 施行区域麻醉操作时需谨慎，尤其要避免引起椎管内血肿。由于缺乏足够可信的临床试验研究，目前的建议只针对服用抗凝药后接受区域麻醉的患者。美国临床指南相比欧洲更加保守，可能与北美地区椎管内血肿发生率更高且原因不明有关。德国及美国局部麻醉协会一致认为，患者在服用了上文提及的抗血小板药物后出现椎管内血肿的概率非常低。GB 及爱尔兰麻醉医师协会指南，参考了其他国际性指南（见附录，310页）。

问题94

94. 女性患者，56岁，无吸烟史和呼吸系统疾病史，宫颈癌行子宫切除术后

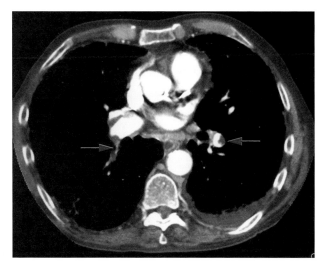

图94　患者CTPA检查结果

10 d突发呼吸急促。患者非常焦虑,体温37.6 ℃,呼吸频率32次/min。无其他临床症状,呼吸空气时血氧饱和度为92%,心率105次/min,血压160/95 mmHg。

i. 需要与哪些疾病鉴别诊断?

ii. 评估该患者罹患肺栓塞的可能性(使用评分系统)。

iii. 需要做哪些检查?

iv. 图94是什么影像检查结果? 该图提示什么?

v. 该患者需要哪些治疗?

答案94

i. 需要鉴别诊断的疾病有:哮喘、过敏、类过敏反应、气胸、肺炎、肺水肿、肺部恶性肿瘤/积液、休克及肺栓塞(PTE)。此患者接受腹部或盆腔手术后突然发病,因而考虑PTE可能性大。PTE高危因素有:长时间制动,老年,肥胖,癌症及高凝状态(例如抗凝血酶Ⅲ缺乏,S或C蛋白缺乏、血小板增多)。PTE典型症状包括胸痛和咳血,但临床并不常见。

ii. 可用Wells评分量表评估：

- 临床怀疑深静脉血栓（DVT）= 3分；

- 除PTE外其他诊断可能性非常小 = 3分；

- 心率 > 100次/min = 1.5分；

- 制动（≥ 3 d）及/或4周内手术史 = 1.5分；

- 既往DVT或PTE病史 = 1.5分；

- 咳血 = 1分；

- 恶性肿瘤治疗期（6个月内）或姑息治疗期 = 1分。

评分 > 4分提示PTE可能，应考虑行CTPA检查；评分≤4分则不考虑PTE。D-二聚体低可排除PTE，但高浓度D-二聚体并不能确诊PTE，因为许多疾病会引起D-二聚体升高。

iii. 需检查CXR、ECG、动脉血气分析、FBC（CBC）、电解质、凝血及D-二聚体。若患者CXR正常则需要进一步行CTPA检查。

iv. 图94为CTPA检查结果。图中可见左肺动脉与右肺动脉内均有血栓（箭头所示），白色为肺血流中的造影剂，深色区域即为血栓。血栓附着于血管壁上提示此患者不是急性PTE，如果血管中央有圆形缺损（球币征），则提示为急性PTE。此外，患者还有左侧胸腔积液。

v. 皮下注射低分子肝素（7 500 ～ 18 000 U，取决于体重）以防止栓塞/血栓的进一步形成。也可以首剂静脉注射肝素5 000 ～ 10 000 U，再以1 000 ～ 2 000 U/h的速度持续输注，维持APTT在正常值的1.5 ～ 2.5倍，但有引起出血的风险。由于华法林使用初期会导致血液高凝状态，所以需要与肝素保持一定的交叠使用时间。国际标准化比值（INR）控制在1 ～ 2并维持3 ～ 6个月。溶栓治疗可以改善患者血流动力学和休克状态。溶栓时还需要监测凝血酶时间（控制在正常值的2 ～ 4倍）。开胸手术治疗（PTE切除术）的效果尚不确切。对于不能接受抗凝治疗或已实施肺栓塞切除术的患者可放置下腔静脉滤器。

95. 图95a所示是一个保障麻醉机安全运行的重要电子装置,不同于以往的纯机械装置。

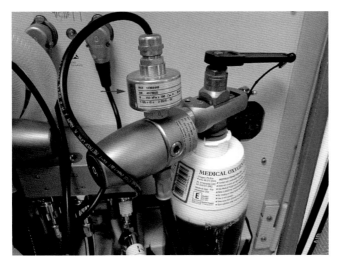

图95a 电子压力调节器

i.   这是什么装置?

ii. 画出该装置机械版的内部结构图并解释其如何工作。

iii. 为什么需要在标准配置的麻醉机安装此设备?

iv. 此设备一般安装于标准配置的麻醉机的哪个部位?

i.   这个是电子压力调节器或减压阀(PRV)。过去该装置为纯机械式,主要通过一个隔膜发挥作用。减压阀可将贮气筒/管道内的高压气体转换为稳定的低压气体,供麻醉机及其他设备使用。

ii. 如图95b所示。高压气体（标记为HP输入）持续输入，通过附着于阀门（V）的膜片（D）上方的弹簧（S）减压。气体从低压室（淡蓝色）内输出（标记为LP输出）后，低压室内压力降低，随即膜片移位，阀门向下打开，这样高压气体即可从高压室进入低压室。随着气体在低压室内

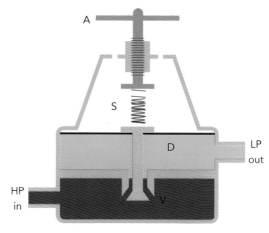

图95b　电子压力调节器的内部结构图

集聚，压力不断升高，膜片被挤压向上，这时阀门就会关闭。可通过旋转螺钉（A）调节弹簧作用于膜片上的压力，从而控制进入低压室内的气体流量。

iii. 氧气瓶内的压强为137个大气压（帕），远远超过患者所能接受的安全范围。如果不减压则会导致肺气压伤，同时损害机器设备。流量计、阀门及管道需要精确调控，如果经受高压气流的冲击损害，会导致输入患者体内的气体流量不准确。压力蓄积也可能会导致这些装置破裂甚至爆炸。如果瓶中气体用完，必须使用调节器维持稳定的气流量。

iv. 通常将调节器放置在氧气与其他高压气缸之间，以及后杆（back bar）与流量计之间。

问题96

96.

i. 从图中可看出该患者伤情如何？

ii. 患者尿色较深（如图96b），麻醉科医师应如何处理？

iii. 该患者是被直流电（DC）还是交流电（AC）所伤？哪种电流更致命？

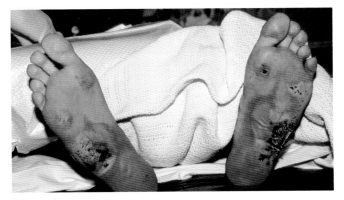

图96a　会阴部被电击伤的男性患者足底

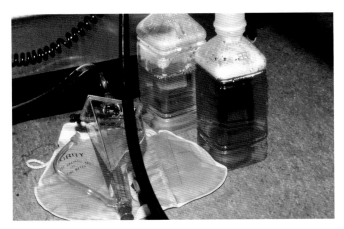

图96b　患者尿液

iv.　影响电击伤的因素有哪些？

v.　电击伤最常见的临床表现有哪些？

答案96

i.　该患者足底表现为典型的电击伤出口处损伤。仔细的麻醉管理包括补
液、镇痛及营养支持（ICU期间）非常必要。电流从会阴部进入（如图
96c），此处皮肤大部分完整，但不排除存在广泛的深部组织损伤。患者

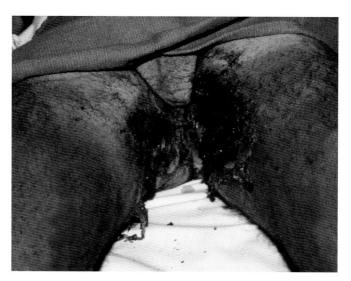

图96c 电流从患者会阴部进入

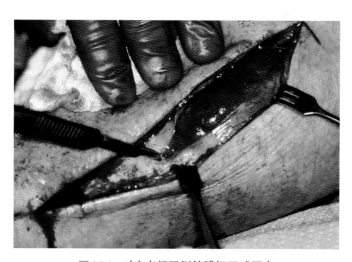

图96d 对患者行双侧筋膜切开减压术

有广泛的皮下组织损伤,肌肉从伤口处外翻,因此需进行双侧筋膜切开减压(如图96d)及清创术。

ii. 图中显示为肌红蛋白尿。患者尿量较多,需要充分补液,并输注甘露醇以利尿。如此大面积热烧伤可能导致肾功能衰竭,因此可能需要透析治疗。

iii. AC电流不会引起入口和出口伤,所以该患者为DC电流所伤。家用AC电流比DC电流更危险,因为可引起强直性痉挛效应[即电源会锁住受害者并诱发心室颤动（VF）］。电流未流经该患者胸部,因此未造成心肌损伤。

iv. 影响电击伤的因素有：接触面积（接触面积越大,电流强度越低）,接触时间,电流路径（经胸风险特别高）,安培数（电流强度）,电压,电阻,电流类型（AC或DC）。

v. 电击伤常见的临床表现有：

- 心律失常,速发或迟发型VF（最迟可至伤后8 h）。
- 心肌损伤及瓣膜穿孔,电流流经胸部可能会导致心肌坏死、心脏瓣膜及冠状动脉损伤。
- CNS损伤,如抽搐、意识丧失、定向障碍及偏瘫,之后会出现头痛、神经病变、脊髓横断伤、横贯性脊髓炎、肌萎缩性脊髓侧索硬化症及交感神经营养不良。
- 肌肉骨骼病变。突然猛烈的肌肉收缩下肢肌肉已发生凝固性坏死,导致横纹肌溶解和筋膜室综合征。

问题97

97. 图97所示为颅内压（ICP）与颅内容积的关系。用该曲线分析出现慢性

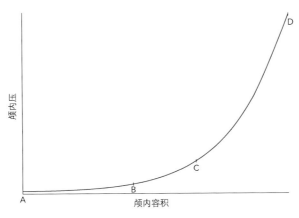

图97　颅内压与颅内容积曲线关系图

扩张性颅内疾病时的颅内压力变化。

i. 从A点到B点及从C点到D点有哪些改变?

ii. 正常成人ICP是多少?

iii. 什么是脑灌注压(CPP)?

iv. 脑外伤患者ICP对其CPP有何影响?

v. 哪些生理指标对控制CPP至关重要?

答案97

i. 这条曲线解释了ICP对脑损伤或颅内占位性病变(例如出血、血肿、肿瘤)患者的重要性。从A点到B点,虽然颅内容积增加,但ICP几乎没有改变,这是因为人体有代偿机制,即CSF从颅内转移至脊髓腔,颅内静脉血转移到颅外血管间隙,CSF生成减少及CSF吸收增加均可缓冲ICP的增高。从C点到D点,虽然颅内容积仅轻度增加但ICP则显著升高,这是因为在此临界点所有代偿机制均达到极限,ICP急剧升高。ICP非常高的情况下会压迫脑干导致患者死亡。

ii. 仰卧位时成人正常颅内压为7～15 mmHg,站立位时为负压,最低可达−10 mmHg。

iii. CPP = 平均动脉压(MAP)−ICP。

iv. 鉴于ICP值较低(−10～+10 mmHg),因而正常CPP约等于MAP。颅内病变时,ICP可升至15～20 mmHg。ICP高于25 mmHg时,CPP即会降低,须积极采取措施降低ICP。CPP不能低于70 mmHg,否则会引起继发性脑损伤。

v. 脑外伤患者必须避免出现低氧血症和高碳酸血症,因为两者均可能增加脑血流,从而增加颅内容积。应维持MAP不低于90 mmHg(假设ICP < 20 mmHg),才可维持CPP在70 mmHg的临界水平。

98.

i.　图98a所示是什么分子?

ii.　该分子是怎样生成的?

iii.　该分子如何在人体中发挥作用?

iv.　该分子受体与全身麻醉有何关系?

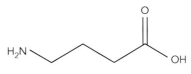

图98a　r−氨基丁酸(GABA)分子结构图

答案98

i.　γ−氨基丁酸(GABA)。

ii.　GABA是由谷氨酸的阴离子盐在谷氨酸脱氢酶的作用下生成。

iii.　GABA受体是由5个亚单位围绕中央孔形成的内源性离子通道,是CNS高级中心里快抑制性神经递质的主要介质,占据约30%的抑制性突触间隙。

iv.　GABA受体是多数麻醉药的作用靶点(图98b),对全身麻醉药、苯二氮䓬类及其他神经镇静药包括乙醇均敏感。药物作用于GABA受体后使许

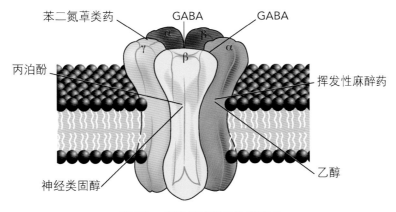

图98b　多数麻醉药的作用靶点

多不同种类的蛋白质（例如离子通道、酶、第二信使及蛋白转运体）相互整合在一起，形成类似于"门控"的离子通道。GABA受体激活后氯离子内流，引起细胞膜超级化，增强抑制性信号，从而产生GA。GABA受体对多数麻醉药的调控异常敏感（氯胺酮及氙气除外）。

问题99

99. 图99所示环路系统。

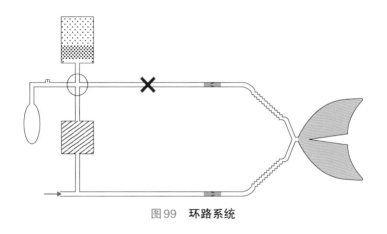

图99　环路系统

i. 为什么新鲜气体流量（FGF）入口位于呼吸环路的吸气端？为什么不能放在图中标记为X的地方？

ii. 为什么碱石灰吸收罐安装在麻醉储气囊和呼吸机连接处的后方？

答案99

i. FGF入口（以及碱石灰吸收罐）的安装位置是基于经济角度考虑。如果FGF入口安置在废气清除系统接头前方，那么新鲜气流在进入患者体内之前就会被排出（丢失或浪费）。

ii. 同样，如果安放不当，经过碱石灰罐净化的呼出气体再被废气清除系统清除（丢失或浪费），就会造成碱石灰的浪费。

问题100

100.

i. 术前检查患者时CPET是指什么？

ii. 怎样确定其阈值？阈值的单位是什么？如何解读？

iii. CPET的禁忌证是什么？

iv. 何时需行CPET检查？

答案100

i. CPET是指心肺运动试验（也可简写为CPX）。

ii. CPET主要通过确定患者的无氧阈值（mL/kg/min）筛选出术后易并发心肺系统并发症的高风险患者。大手术会增加患者术后氧需求，当氧需求增加而组织灌注不足时则提示预后不良。无氧阈值是指在一定氧耗下开始产生乳酸时的临界点。80岁以内的患者无氧阈值 < 11 mL/kg/min（特别是合并缺血性心脏病）时，提示术后风险最高。80岁以上人群尚缺乏可信数据。

iii. CPET的禁忌证有：急性心肌梗死（7 ～ 10 d内的透壁性心肌梗死或5 d内的轻度非复杂性心肌梗死）；症状未控制的心律失常伴有血流动力学不稳定；左冠状动脉主干狭窄超过50%；恶性高血压；肺水肿；静息呼吸空气状态下血氧饱和度 < 85%；急性炎症性疾病（心包炎、心肌炎）；不稳定型心绞痛（CPET检查前4 d内无疼痛发作）；夹层动脉瘤；急性或

新近发生的发热性疾病；甲状腺功能亢进；晕厥；下肢血栓。

iv. CPET可帮助外科医师决策手术是否是最适合患者的治疗方案。若CPET结果提示患者为高危人群，那么非手术疗法可能是更好的选择。

问题101

101.

i. 图101a、b中溶液的化学成分是什么？

ii. 为什么图101a中的溶液比图101b更适用于严重出血性休克的复苏治疗？

iii. 其他何种情况或技术会导致同样的问题？

iv. 为什么会发生这种情况？

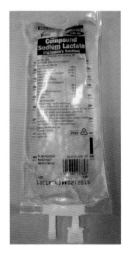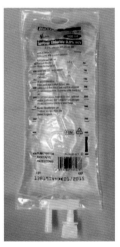

图101a　Hartmann溶液　图101b　**生理盐水**

答案101

i. 图101a中为Hartmann溶液，包含131 mmol/L钠离子，111 mmol/L氯离

子,29 mmol/L乳酸根离子,5 mmol/L钾离子和4 mmol/L钙离子(注:mmol/L与mEq/L相同)。图101b中为生理盐水(0.9%),包含钠离子和氯离子各154 mmol/L。

ii. Hartmann溶液更合适,因其较少引起高氯性代谢性酸中毒。

iii. 大量输注液体(通常在3～4 h输液超过6 L),可发生高氯性代谢性酸中毒。因此,也更易发生于需要输注大量液体的患者,如急性等容性血液稀释、糖尿病酮症酸中毒的救治、心肺转流术、感染性休克、烧伤和肝衰竭/移植。

iv. 传统解释是细胞外碳酸氢根(HCO₃⁻)被大量不含HCO₃⁻的溶液所稀释。Stewarts强离子理论也可作为另一种解释(见例217)。

问题 102

102.

i. 图102阐明了什么麻醉学说?

ii. 如何解释该学说?

iii. 为什么该学说不能解释所有现象,有无其他学说可以取代?

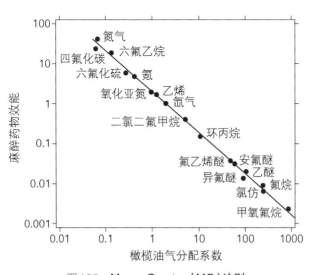

图102 Meyer-Overton(MO)法则

答案102

i. Meyer-Overton（MO）法则,描述了吸入性麻醉药的脂溶性与最低肺泡有效浓度之间的相关性。

ii. MO法则认为:

- 当足够数量的吸入性麻醉药分子溶入脂质细胞膜时,神经细胞膜正常功能紊乱,从而导致意识丧失,产生麻醉。
- 麻醉取决于溶入脂质细胞膜上的分子数目,而非吸入性麻醉药的类型。
- 不同吸入性麻醉药联合应用可能在细胞膜水平上产生叠加作用。

iii. "MO法则"是认识麻醉药物作用机制的首要步骤,但并不适用于所有情况。一些卤代烷烃并没有麻醉作用(根据其脂溶性预测属于强效麻醉剂)。在体外,全身麻醉药在温度仅上升1 ℃的情况下其脂质膜结构即发生改变。这显然不会产生麻醉作用。麻醉作用可被某些蛋白质、荧光素酶逆转,这就表明麻醉作用可能与细胞膜表面蛋白有关。蛋白质作用学说假定全身麻醉药与中枢神经系统某些可溶性蛋白质有关。部分麻醉药物的异构体(相同化合物同分异构体的镜像)具有相同的理化性质,但临床作用截然不同(如依托咪酯的R异构体比S异构体作用强10倍)。提示产生麻醉作用的主要原因并非细胞脂质双分子层,而是具有立体选择性的蛋白质结合位点。

问题103

103.

i. 图103中ECG的主要异常是什么?

ii. 全麻剖宫产手术中,如果发生这种心律失常需如何处理?

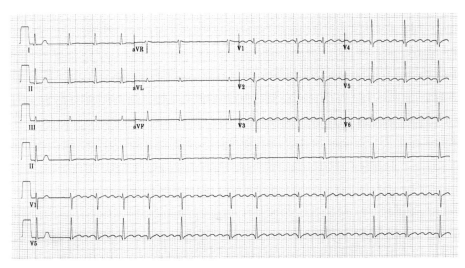

图 103　某例心电图

答案 103

i.　心房扑动伴反应性心室律不齐，平均 HR 为 74 次 /min。注意 ECG 肢体导联难以看到扑动波形。

ii.　任何紧急情况下麻醉，首先要排除缺氧和高碳酸血症。其次，要求外科医师停止任何可能引起心律变化的腹膜牵拉或其他迷走神经刺激。如果之前从未发生过这种心律失常，按摩颈部颈动脉窦有时可以终止，但可能引起老年或血管病变患者颈动脉斑块脱落导致卒中，故需谨慎处理。心脏电复律通常有效，另外，静脉注射腺苷或 β 受体阻滞剂可能会终止心律失常。如果心律未能转为窦性，则有心房血栓形成和发生栓塞的风险。患者苏醒以后建议请心内科会诊，可能需要进行心脏电生理学检查和异位节律射频消融治疗。

104.

i.　什么是氧阶梯效应,怎样用公式描述?

ii.　图104显示氧气从干燥空气通过气道和血流最后到达组织的阶梯过程。为什么麻醉科医师需要了解这个过程,麻醉如何影响该过程?

iii.　湿化吸入气体对氧含量有何影响?

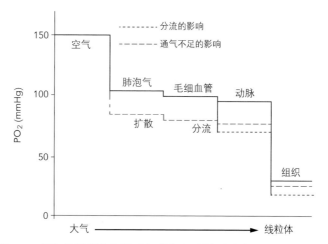

图104　氧气从干燥空气通过气道和血流最后到达组织的阶梯过程

答案104

i.　氧阶梯效应是指从大气到细胞的氧张力梯度。包括气体运输(肺通气和血流)和扩散(肺泡内、跨肺泡毛细血管膜、毛细血管和利用场所之间、线粒体)过程中的各个阶段。氧阶梯效应可用如下肺泡气体方程表示。

$$P_AO_2 = FIO_2 - (PaO_2 - PaCO_2)/R$$

P_AO_2为肺泡氧分压;FIO_2为吸入氧浓度;PaO_2为动脉血氧分压;R为呼

吸商（单位时间内产生的 CO_2 与消耗氧气的体积比）。

ii. 由于产生的 CO_2 置换肺泡氧气和氧气吸收入血，造成肺泡内 PO_2 低于吸入气体 PO_2，因此对于意识消失患者麻醉科医师应供给充足氧气（通常30％或以上）。肺泡通气量明显影响吸入气/肺泡内 PO_2，所以必须保持足够的通气量。氧耗量增加伴低肺泡通气会引起 P_AO_2 致命性下降（如术后寒战伴呼吸力量不足）。健康清醒患者 A–a 梯度（肺泡气–动脉血）只有几个 kPa（或 mmHg）。当通气血流比例失调（分流）时可能产生显著的 A–a 梯度，这种情况可能发生在麻醉过程中或 ICU 患者。从动脉血到细胞，在不同器官和器官的不同部分之间氧气级联变化不同。氧张力进行性下降取决于氧耗量与血流量之间的关系。因此麻醉状态下必须通过良好的血容量和心排血量保证血液流动。

iii. 水蒸气在吸入气体中的分压为 6 kPa（37 ℃时为 47 mmHg），所以吸入气体中的 PO_2 总低于空气。当大气压力为 100 kPa（760 mmHg），氧气占 21％或 21 kPa（160 mmHg），由于水蒸气的饱和 PO_2 减少到 19.7 kPa（150 mmHg）。

问题 105

105.

i. 列出以下每个 EEG 波的 Hz 频率范围：δ、θ、α 和 β。

ii. 额肌自动去极化的正常频率范围是高于 30 Hz。图 105a 为模拟器生成的信号（δ 波），图 105b 为 θ 波，图 105c 为 α 波，哪一种

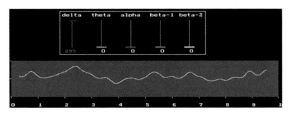

图 105a　模拟器生成的信号（δ 波）

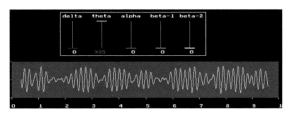

图 105b　模拟器生成的信号（θ 波）

波形最易受额肌自发性EMG信号的影响？

iii. 图105d中EEG信号波形主要由哪种波形产生？其中使用了什么数学技术？

iv. BIS（双频谱）监测仪是如何向用户展示来自（1）额肌EMG，（2）电子干扰如电烧灼（Bovie）的干扰？

v. ECG和EEG信号的正常电压是多少？为什么脑电图更易受到电子干扰？

vi. 图105e显示何种EEG现象（与深麻醉状态相关）？图105e中主要是哪种EEG波形？

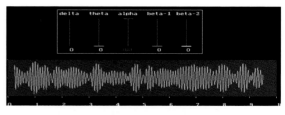

图105c　模拟器生成的信号（α波）

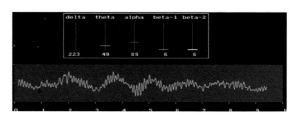

图105d　EEG快速傅里叶变换

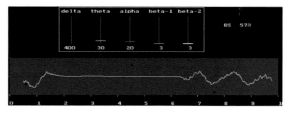

图105e　暴发抑制现象

答案105

i. δ = 0.1～4 Hz；θ = 4～8 Hz；α = 8～13 Hz；β = 14～30 Hz。

ii. 自发高频EMG的去极化会干扰EEG的最高频率成分（即β波）。

iii. 图105d演示了用快速傅里叶变换（FFT）法将基波和高次谐波模拟做数学组合。每个谐波的相对能量按比例显示在EEG波形上。

iv. BIS监测仪按比例通过EMG强度显示高频成分的作用。高EMG值提示，由于高频成分的高能量导致BIS读数不可靠（通常为假性增高）。BIS监测通过信号质量指数(SQI)按比例显示电子干扰。高SQI表明读数可靠。

v. 正常EEG信号电压在微伏范围,正常ECG信号电压在毫伏范围。环境中的小电流(如手术室)对于较微弱的EEG信号影响更大。

vi. 图105e为暴发抑制现象,主要波形是 δ 波。

问题106

106.

i. 画出臂丛神经的示意图。

ii. 在图上显示出颈部和肩部臂丛神经的根、干、股、束、支与各骨性标志的关系。

答案106

i. 见图106a

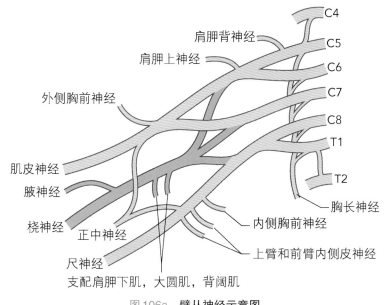

图106a **臂丛神经示意图**

139

ii. 见图106b

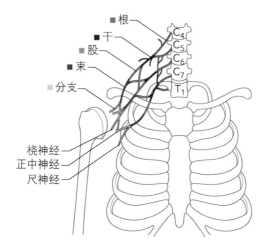

图106b 颈部和肩部臂丛神经的根、干、股、束、支与各骨性标志的关系图

问题107

107. 图107中ECG如下。

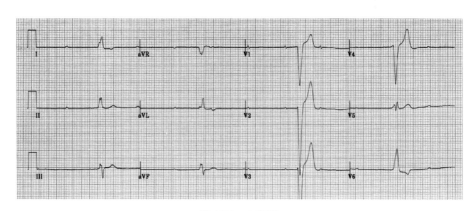

图107 心电图

i. P波的速率是多少,其是否恒定?

ii. QRS复合波的速率是多少,其是否恒定?

iii. P波与QRS复合波间有无固定关系（时间间隔）？

iv. 诊断是什么？

答案107

i. 约75次/min（300除以大方格的数量来计算事件频率）。该速率恒定，相对稳定。

ii. 约25次/min，该速率相对稳定。

iii. 没有。

iv. Ⅲ度（完全性）心脏传导阻滞。

问题108

108. 一名创伤患者因脾破裂需
紧急手术，病史不清。患者
的CXR如图108a，显示曾
行正中胸骨切开手术，并安
装了起搏器。

i. CXR中显示心脏起搏器有
多少根导线？

ii. 为什部分导线比较粗？

iii. 考虑到起搏器导线的数量
和大小，最有可能是什么
类型的起搏器？其优点是
什么？

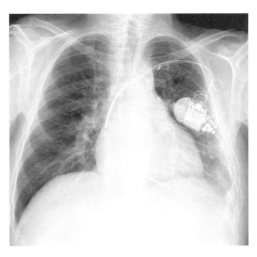

图108a　患者胸部X线片

答案 108

i. 3根（图108b）。

ii. 用于心脏除颤的导线（图108b红色箭头）通常比仅用于起搏的导线（黄色箭头）粗。

iii. 由于导线比较粗，这个装置才有能力除颤[自动体内心律转复除颤器（ACID）]。由于第三根导线有代表性的放置在冠状窦，该装置最

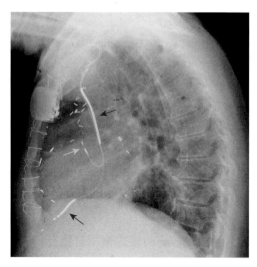

图108b　患者胸部X线片显示的心脏起搏器导线

可能用于心脏再同步治疗（CRT）。CRT起搏器的优点是，左心室可在右心室射血期时起搏，从而维持室间隔结构坚固，防止室间隔的移位，改善左心室输出。

问题 109

109. 女性患者，18岁，既往体健。胸部如图109a所示。24 h流感样病史，关节疼痛进行性加重。神志清醒，但精神错乱。脉搏130次/min，体温39.5 ℃，呼吸30次/min，血压75/40 mmHg。

i. 可能的诊断是什么？

ii. 该患者病情是否严重？

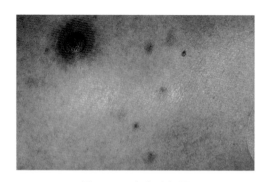

图109a　患者胸部图

iii. 该病情需要重点了解什么？

iv. 需要立刻进行什么治疗？

答案109

i. 该患者感染脑膜炎奈瑟菌,有脑膜炎球菌性败血症的特征性皮疹。该疾病与急性血管炎表现相似,但通常不伴有高热。

ii. 脑膜炎球菌血症可迅速导致死亡,麻醉科医师必须高度重视。由于并发器官衰竭(精神错乱,呼吸频率加快,心动过速和低血压),该病例尤为严重。

iii. 本疾病通过呼吸道分泌物传播,人类上呼吸道是仅知的传染源。皮肤表现是最明显的特征,皮疹玻片压之不褪色。四肢常最先出现但躯干也常受累。病变可进展为暗灰色外观或为典型的红色瘀斑。6 d后该患者腿部皮肤表现如图(图109b)。虽然得以幸存,但在重症监护病房治疗了3周,住院5周,需要多处皮肤移植,并截去了几个足趾。脑膜炎球菌患者的接触者需要隔离

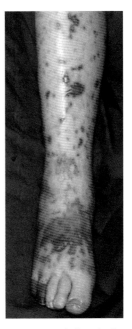

图109b　患者腿部皮肤表现

并使用抗生素治疗。也可疫苗接种预防该疾病的某些类型。脑膜炎必须通知公共卫生部门。

iv. 当怀疑该疾病时(例如系统性疾病伴皮疹)应立即静脉注射第三代头孢菌素。必须尽快治疗全身性疾病和低血压,采取吸氧、输液,甚至输注血管加压药,监测乳酸和尿量(导尿管)并立即转到重症监护病房。初次抗生素治疗后应进行血培养。

143

110. TOE图像如图110所示。

i. 图示是什么切面？

ii. A、B分别是哪两个腔？

iii. C显示什么结构开放？

iv. D、E分别代表什么结构？

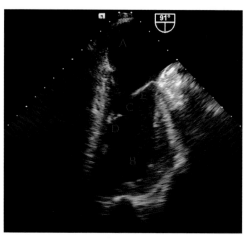

图110　TOE图像

答案110

i. 食管中段两腔心切面。

ii. A是左心房，B是左心室。

iii. C表示二尖瓣。

iv. D是指二尖瓣后叶（PML），E是指二尖瓣前叶（AML）。

问题111

111. 老年男性，73岁，急诊剖腹
术2 d后胸部X线检查结果
如图111。患者因结肠腺
癌急性穿孔实施右半结肠
切除及端–端吻合术。其
呼吸频率35次/min，急救
面罩吸氧情况下氧饱和度
88%。否认胸痛及心脏病

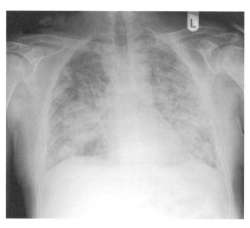

图111　患者急诊剖腹术2 d后胸部X线片

144

史。ECG正常,肌钙蛋白0.09 μg/L(译者注:原书为ng/L,应为μg/L)。

i. CXR有什么表现?

ii. 何种疾病可引起这种胸部病变?

iii. 还需要做哪些检查?

iv. 采用国际公认定义准确诊断CXR结果。

v. 该患者需如何治疗?

答案111

i. 非心源性肺水肿。

ii. 两种可能诊断:急性呼吸窘迫综合征(ARDS)或心脏失代偿性急性肺水肿。该患者无胸痛或心律失常,且ECG正常,因此不太可能是心脏事件。肌钙蛋白 < 0.5 μg/L(译者注:原书中为ng/L,应为μg/L),在正常范围,也表明无心肌损伤(注:肌钙蛋白升高可合并于脓毒症和休克)。

iii. 患者结肠穿孔导致腹腔内粪便溢出。即使手术成功,但腹腔脓毒症仍会进展。端−端吻合的吻合口可能破裂,进一步加重腹腔感染。需要CT检查确定再次手术的适应证。

iv. ARDS的定义:

- CXR显示双肺弥漫性浸润。

- 顽固性低氧血症,$PaO_2/FiO_2 < 200$ mmHg(即使吸入纯氧PaO_2仍低于200 mmHg)。

- 肺动脉(PA)楔压小于18 mmHg(应用PA导管测量)。PA导管现已较少使用,需采用非有创性方式(如超声心动图)监测心脏充盈情况,以排除心功能衰竭。

- ARDS必然存在诱因,如脓毒症、重大创伤、脂肪栓塞、烧伤或胰腺炎等。

v. ARDS的治疗具有挑战性,可能需6周或以上。此病例腹腔内脓毒症导致的炎性反应引起大量促炎性细胞因子释放,使肺泡内水肿聚集。这种水肿很难避免,因为蛋白经肺泡膜渗漏进入肺泡,引起肺泡内渗透压升高。利尿剂无法清除该水肿,且过度利尿可能引起肾脏功能衰竭。应采取ICU支持治疗,包括低容量/低压力通气(或必要时ECMO),直至ARDS纠正。

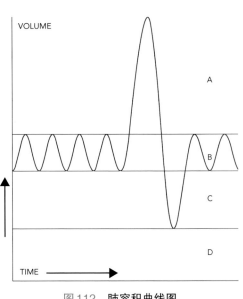

图112 肺容积曲线图

112.

i. 图112中A、B、C和D分别代表哪种肺容积,参考值是多少?

ii. 由双肺通气(70 kg患者10 mL/kg)转换为单肺通气(如使用双腔气管导管)时,潮气量不变(700 mL)。结合肺容积,该做法是否安全?

i. 为计算方便,将肺容积考虑为1 200 mL的倍数,括号内为参考范围:

A = 余气量(RV) = 1 200 mL。

B = 补呼气量(ERV) = 1 200 mL(1 000 ~ 1 500 mL)。

C = 潮气量(VT) = 500 mL。

D = 补吸气量(IVR) = 2 400 mL(3 000 ~ 3 300 mL)(译者注:原书为IVR,应为IRV)。

ii. 回答该问题需要理解正常VT（双肺）和单肺吸气量之间的关系。一般情况下单肺最大吸气量为：VT（500 mL）的1/2 + IRV（1 200 mL）的1/2 = 850 mL > 700 mL，因此，当双肺通气转变为单肺通气时，700 mL的VT仍然安全。

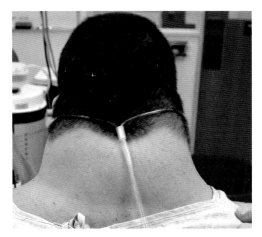

图113　拟行脐疝修补术的患者

113. 图113中患者拟行脐疝修补术。列出气道检查时需要关注的11个方面，包括：牙齿和颌部（4点）；口腔内和咽腔（2点）；下颌区（2点）；重点是颈部（3点）。

牙齿和颌部：① 上切牙长度。② 突出和/或覆盖切牙（"暴牙"）；上门齿缺失［喉镜进入该间隙，缺少空间（操作）置入气管导管］。③ 下颌能否前移（即下牙移动到上牙之前）。④ 张口度，正常5 ～ 6 cm。

口腔内和咽腔：⑤ 舌体大小与咽腔大小的关系（Mallampati分级）。⑥ 腭弓的高度和宽度（口咽的外侧容积，侧侧宽度，"小口"）。

下颌区：⑦ 喉的位置，用甲颏距离描述：下颌区的长度，正常6 cm或3指宽。⑧ 下颌区的顺应性；可能无顺应性、无法伸展、僵硬，尤其是颈部癌症放疗术后的患者；喉部可能固定和僵硬，造成插管期间暴露或挑起会厌困难。

颈部：⑨ 颈部长度。⑩ 颈部厚度。⑪ 颈部活动度（颈椎活动范围）；评估能否处于嗅花位；颈部能否向胸部屈曲15°？寰枢锥关节能否伸展85°～90°？

问题114

114. 随机选择的患者，所有患者起始疼痛评分9～10分（10分的疼痛量表），治疗1个月后，收集数据如下表格。

表114 患者使用药品A和药品B1个月后疼痛评分表

	每日平均疼痛评分（0~10）	
	平均值	± 标准差
药品A	6	± 2.11
药品B	3	± 2.12

i. 有研究者认为：疼痛评分降低一半，则疼痛强度也降低一半。其观点是否正确？

ii. 上述数据采用了t检验进行分析，$P < 0.05$为差异有统计学意义。研究者认为采用t检验是恰当的，因为所分析资料为数字（且因为6是3的2倍，所以该数字属于自动参数数据）。疼痛评分是参数数据吗？

iii. 列举临床实践中使用的非参数数据的其他4个数字例子。

答案114

i. 这种说法既不准确也不正确。

ii. t检验仅适用于参数数据。疼痛评分不属于参数数据，属于非参数资料，是序数或等级资料。

iii. 包括：APGAR 评分、GCS、恢复室的恢复评分如 Aldrete 评分、ICU 的镇静评分和创伤严重程度评分（如 APACHE、ISS）。

问题 115

115. 患者拟行口底肿瘤切除 + 游离皮瓣重建术。
i. 描述游离皮瓣重建术麻醉管理的要点。
ii. 皮瓣的血管与其他组织的血管有何不同？对血流有什么影响？

答案 115

i. 虽然微血管整形手术被广泛用于转移游离血管化组织，但灌注不足和之后的组织坏死仍需重点关注。"游离皮瓣"成功与否主要取决于外科技术，但麻醉管理也至关重要。

相对于年轻创伤患者来说，老年患者恶性肿瘤的游离皮瓣切除术更常见。缺血性心脏病、外周血管疾病和吸烟引起的 COPD 可能影响老年患者，麻醉时必须考虑这些因素。手术时间一般较长，需要全麻。手术体位非常重要，所有受压区域均需充分铺垫。静脉通路和导管要易于观察处理，气管导管妥善固定。应联合应用高级血流动力学监测设备（有创动脉、CVP、多普勒/心排血量/TOE）以优化血流动力学和局部血流。如果患者体温正常，血容量充足，维持适当的动脉压和心排血量（必要时应用强心扩血管药物如多巴酚丁胺），则移植组织的血流应该恰当。预防低碳酸血症并提供良好镇痛，以避免血管收缩。可采用高容量血液稀释，但须严密监测。术中定期测定血细胞压积，应维持在 35% 左右，这可以增加心排血量并改善微循环血流。不推荐使用控制性降压——通常用来减少失血，可导致皮瓣血流不足。

ii. 游离皮瓣的血管无神经支配，因此无交感张力而显著扩张。全身性血管舒张药物（用来减少全身血管阻力）更易影响正常神经支配的组织，从而造成"窃血现象"，导致正常组织血流增加而皮瓣血流灌注不足。

116. 眼科手术即将开始。眼球外穿刺点被金属图钉封闭（图116a）。图中显示光源和显微外科器械插入到眼内。眼科医师通过显微镜可清晰的观察到位于眼内的切割器和光源（图116b）。屏幕底部的白纱样部分即为病理性斑痕。

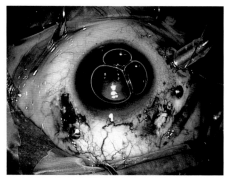 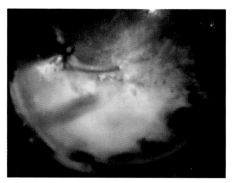

图116a　眼球外穿刺点被金属图钉封闭　　图116b　通过显微镜观察到位于眼内的切割器和光源

i. 这是什么手术？为什么要这么做？

ii. 局麻镇静或非镇静行此类手术，麻醉科医师应预先考虑哪些问题？

iii. 为什么全身麻醉更合适？简述其方法。

i. 激光玻璃体切割术（VR）。显微外科器械和纤维光源穿破巩膜插入。手术及器械和/或激光切除眼内病理性玻璃体期间输注液体以维持眼球形状。

眼内注入重油以压低分离的视网膜使之重新贴合。眼睛后方可容纳积血、组织碎片或斑痕,通过阻挡光线到达视网膜导致视力模糊。VR也可缓解因玻璃体引起的视网膜病理性牵拉导致的视网膜畸形。VR的常见原因包括:糖尿病性视网膜病变,黄斑裂孔,视网膜脱落,视网膜前膜纤维化,眼内/玻璃体积血,外伤或感染,既往眼部手术效果欠佳。激光手术避免了视网膜小血管出血,且可在眼内放置1个小气泡以利于封堵黄斑裂孔。

ii. VR可在局部麻醉下进行但患者必须保持不动。由于对镇静反应不同,局部麻醉联合镇静药物(如咪达唑仑、靶控静脉输注丙泊酚)可引起一系列问题如气道阻塞,患者入睡后出现头部活动,抑制解除/突然清醒导致活动过度或手术区域污染。

iii. 幽闭恐惧症、震颤、难治性咳嗽或无法静止平卧的患者进行VR需要GA。气管插管和肌肉松弛可防止体动。水合充足的患者平均动脉压力应保持在65 mmHg以上,避免任何原因导致的视网膜血流量减少。

问题 117

117.

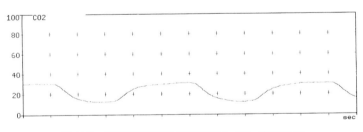

图117　应用呼吸回路系统时吸入CO_2浓度增加

i. 如果是成年患者,出现自主呼吸,频率缓慢,列举3个可能发生这种情况的原因。

ii. 麻醉机功能和呼吸回路正常的情况下,较低的新鲜气流量(如300 mL/min)是否增加吸入气体中CO_2浓度?

i. 碱石灰失效；单向阀门故障；无效腔通气排出不完全，如喉罩通气。

ii. 麻醉机功能正常情况下，较低的新鲜气流量不会引起吸入气体中 CO_2 浓度增加。

问题118

118.

i. 通过调整麻醉机上的什么设置有助于鉴别成人缓慢自主呼吸的原因（见病例117中 CO_2 描记图）？

ii. 如果较小儿童喉罩（LMA）通气，自主呼吸频率较快，吸入 CO_2 增加的常见原因是什么？

答案118

i. 增加新鲜气体流量（10 L/min）以便所有呼出气体经过废气排出装置：如果碱石灰失效，吸入气体中 CO_2 浓度接近于零。单向阀门出现故障及小潮气量时，均不会出现吸入气中 CO_2 浓度为零。

手动增加潮气量：如果潮气量太小，这有助于排出无效腔气量；吸入气 CO_2 浓度将明显降低。

ii. 最常见原因包括 CO_2 描记曲线与快速呼吸频率不匹配（ CO_2 分析仪的排出速率或时间常数过长）或儿童潮气量太小而不能完全排出无效腔气量，尤其是LMA通气时。

119. 如图 119, X 轴为平均动脉压(MAP)(译者注:单位为 mmHg,括号内数值单位为 kPa,原文有误),Y 轴为脑血流(CBF)。A、B 两条曲线如图所示。

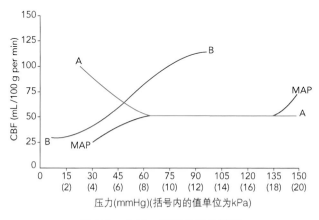

图 119 血压—CBF 关系曲线图

i.　曲线 A 代表什么?

ii.　曲线 B 代表什么?

iii.　8 ~ 18 kPa 之间的平台部分代表什么?

iv.　解释曲线图所阐述的概念。高血压和年龄对曲线图有何影响?

v.　为什么理解该图对麻醉至关重要?体内其他器官是否也有类似的自身调节机制?如果有,是什么器官?

i.　曲线 A 显示动脉 O_2 张力和 CBF 间的关系。$PO_2 < 8$ kPa 时,O_2 才影响 CBF。避免缺氧可防止头部外伤后的大脑二次损伤,但正常 PO_2 对 CBF 几乎无影响。氧气过多(100%)最多可将 CBF 降低 10%。

ii. 曲线B显示在3 ~ 10 kPa时CBF和动脉CO_2间的线性关系。颅内占位性病变(SOLs)(如头部受伤、脑水肿、其他脑部病变)导致颅内顺应性降低。低$PaCO_2$[4.0 ~ 4.6 kPa(30 ~ 35 mmHg)]暂时性减少CBF,预防脑肿胀和ICP增加的发生。然而长时间轻度过度通气会影响脑脊液碳酸氢盐含量,CBF在$PaCO_2$变化6 ~ 12 h后再次增加。

iii. 其代表脑的自身调节功能。MAP在60 ~ 130 mmHg(译者注:原文30 mmHg)之间变化,CBF较为恒定,45 ~ 60 mL/100 g脑组织/min(灰质CBF约80 mL/(100 g/min);白质约20 mL/(100 g/min))。超出该范围,脑血流随压力被动变化。如果没有自身调节,体位和/或环境应激变化引起的动脉血压变化极易造成脑灌流量的剧烈波动。

iv. 高血压和年龄增长导致BP与CBF之间的关系呈长期变化,使曲线右移。

v. 脑和肾的自身调节类似,但肾血流量(RBF)更多受微循环的调节(即肾小球入球和出球小动脉)。在生理性BPs下比较时,RBF和CBF非常相似。

问题120

120.

i. 图120a和120b属于什么临床体征?

ii. 图中体征是如何产生的?

iii. 列举原因。

iv. Schamroth征可能有助于明确诊断。什么是Schamroth征?

v. 麻醉科医师为什么要考虑这个问题?

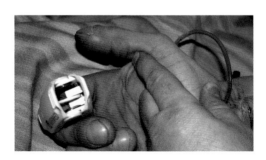

图120a 杵状指体征(一)

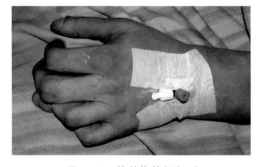

图120b 杵状指体征(二)

i.   杵状指,手指远端增粗(也可影响到足趾)。

ii. 杵状指通常为病理性,与肺和心血管疾病有关。发病机制是周围血管扩张引起巨核细胞或血小板聚集,从而刺激指端结缔组织过度增生。与部分恶性肿瘤有关的血小板源生长因子和/或肝细胞生长因子可促进杵状指的疾病进展。呼吸系统疾病中杵状指与低氧血症有关。COPD或哮喘不会引起杵状指,如果此类患者出现杵状指,则应排除恶性肿瘤可能。

iii. 肺:支气管扩张;慢性间质性肺病;慢性肺部感染;囊性纤维化;肺脓肿;肺癌。

     心血管系统:紫绀型先天性心脏病;感染性心内膜炎。

     其他:肝硬化;甲状腺功能亢进;炎性肠病;先天性疾病。

iv. Schamroth征是将两手指对应的骨末节远端背侧靠近时,表面皮肤贴在一起。正常情况下两手指之间形成菱形缝隙,如图120c所示。

v.   许多严重病变可导致杵状指,其中部分病变可能导致麻醉过程中发生严重问题。本例患者,27岁,在儿童时期即出现杵状指(手指和脚趾),无健康问题或病理性心脏缺损。

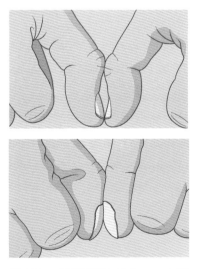

图120c　正常手指与Schamroth征

121.

i.　左心室肥厚（LVH）的心电图表现是什么？

ii.　图121为68岁老年患者的ECG，是否存在LVH ？

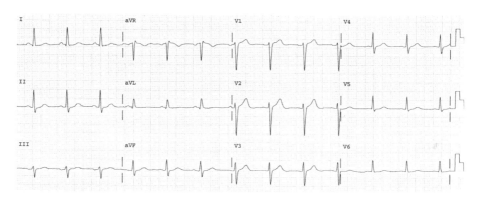

图121　某老年患者的ECG

答案 121

i.　LVH的ECG电压标准（Cornell）：V3导联S波和aVL导联R波 > 28 mm（男性），或V3导联S波和aVL导联R波 > 20 mm（女性）。心电图V6导联T波低平，显示左心室劳损。

ii.　需注意ECG右侧的校准刻度。幅度校准表明ECG电压波幅减半（每个校准幅度代表1 mV）。正常刻度是1 mV/1 cm（10 mm）。该ECG中，0.5 cm代表1 mV（5 mm或5个垂直的小格），ECG经校准后方能完全打印，并真实显示LVH。

122. 如表所示为各种挥发性吸入麻醉药的理化性质。BP代表沸点。

表 122a　各种挥发性吸入麻醉药的理化性质（待完成）

	MW (Da)	BP(℃)	SVP@ 20℃ (kPa)	MAC (%)	血气溶解度	油气溶解度	代谢率 (%)
七氟醚	200	58.5	22.7				
地氟醚	168		89				
氟烷	197	50.2	32		2.4	224	
安氟醚	184	56.5	23		1.8	98	2
异氟醚	184						
氧化亚氮	44		5 200	105	0.47	1.4	

i. 填写表中的空白处。

ii. 为什么氧化亚氮的MAC在100%以上？ MAC在100%以上时,如何计算和/或确定MAC值？

iii. 从作用强度和起效时间两方面考虑完成下列句子:

药物的油：气溶解度越高,麻醉效能越 _____ 。

药物的血：气溶解度越高,起效时间越 _____ 。

i. 见下表。

	MW (Da)	BP(℃)	SVP@ 20℃ (kPa)	MAC (%)	血气溶解度	油气溶解度	代谢率 (%)
七氟醚	200	58.5	22.7	2.0	0.7	80	3.5
地氟醚	168	23.5	89	6.6	0.45	29	0.02
氟　烷	197	50.2	32	0.75	2.4	224	20
安氟醚	184	56.5	23	1.7	1.8	98	2
异氟醚	184	48.5	33	1.2	1.4	98	0.2
氧化亚氮	44	−88	5 200	105	0.47	1.4	< 0.01

ii. 氧化亚氮麻醉效能非常弱,浓度低于100%时无法麻醉患者,因此氧化亚氮的MAC > 100%。显然不可能吸入100%氧化亚氮(低氧)。理论上氧化亚氮的MAC为105%。

该值可通过假设非低氧气体浓度达100%以上,推算显示MAC理论值为105%(+ / − 800 mmHg)。或者,可在高压舱中测定MAC。例如在2ATA(1 520 mmHg)下,可用25% O_2(355 mmHg)和75%氧化亚氮(1 115 mmHg)混合测定氧化亚氮的MAC。

iii. 油：气溶解度越高,麻醉效能越<u>强</u>；血：气溶解度越高,起效时间越<u>快</u>。

问题 123

123.

i. 图123表示什么?

ii. 红色箭头所代表的肺容积是什么?

iii. 黑色箭头所代表的肺容积是什么?

iv. 为什么A + B与麻醉密切相关?

v. 从麻醉和患者因素的影响来解释这个概念。

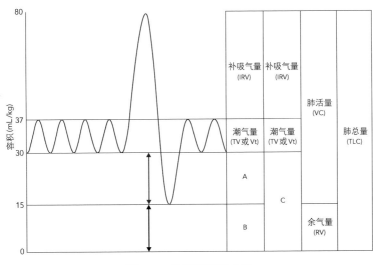

图 123　肺活量测定曲线

答案123

i.　肺活量测定曲线。以正常潮气量（TV）做平静呼吸，之后最大吸气，吸气末做最大呼气，最后恢复到正常呼吸。最大吸气/呼气法用于计算不同肺容积（绝对值）和肺总量（两个或两个以上肺容积之和）。

ii.　A代表补呼气量。

iii.　B代表余气量。

iv.　A和B之和是功能余气量（FRC）（C），指正常呼气末肺内所余气体容量。FRC为呼气末的静息肺容积，包含用于气体交换的肺容积，与潮气量无关。FRC的改变可用于特定肺部疾病的诊断。如果远端气道闭塞（例如肺不张/实变），可引起FRC减少，降低肺效能，更易发生低氧血症。由于腹腔内容物的压力作用于膈肌，当患者站立位时FRC最大，仰卧位时降低，头低位时最低。麻醉难以缓解FRC的减少。PEEP可一定程度预防肺不张，俯卧位可增加FRC。

麻醉药和阿片类药物也减少FRC，此即麻醉过程中需要充分供氧的原因。闭合容积是某些气道闭合时的肺容积值，老年患者闭合容积增加而

159

FRC相对减少。闭合容积显著影响FRC时,气体交换效率明显下降,这在长期COPD或其他呼吸道疾病患者尤为明显。

v.　理解FRC是呼吸生理学的基本原理之一,对麻醉至关重要。

124.

i.　完成下面的表格。

表124a　各种气体的理化性质(待完成)

	MW (Da)	密度 (kg/m³)	黏度 (mPas)	沸点(℃)	临界温度 (℃)	临界压力 (kPa)
O_2		1.43				
N_2O						7 250
CO_2		1.98	0.014		31	7 400
氦	4	0.18	0.018	− 269	− 268	200

ii.　术语临界温度是什么意思?

iii.　理解这一点为什么非常重要?

iv.　术语临界压力是什么意思?

v.　室温状态下,装满O_2、N_2O、CO_2、空气、Entonox(译者注:N_2O—O_2混合气)或Heliox(译者注:氦氧混合气,含98%氦和2%氧)的钢瓶压力分别是多少?

i.　见下表。

表124b　各种气体的理化性质

	MW （Da）	密度 （kg/m³）	黏度 （mPas）	沸点（℃）	临界温度 （℃）	临界压力 （kPa）（psi）
O_2	32	1.43	0.019 6	− 183	− 118	5 100（740）
N_2O	44	1.98	0.014	− 89	36.4	7 250（1 052）
CO_2	44	1.98	0.014	78.5	31	7 400（1 073）
氦	4	0.18	0.018	− 269	− 268	200（29）

ii.　临界温度是指气体不能单纯通过压力而液化的温度。

iii.　当温度高于某物质的临界温度时,该物质必然呈气态,而与环境压力无关。氧气在−118 ℃以上为气态,因此在室温下用于麻醉的钢瓶中氧气也并非液态,而呈气态形式。N_2O在室温下是气态,加压时部分液化。当N_2O和氧气混合成Entonox时这点尤为重要,因为当环境温度 < 36.4 ℃时,N_2O在Entonox钢瓶底部液化。这种情况下应用Entonox,氧气首先从钢瓶中释放,然后是钢瓶底部的液态N_2O汽化释放,产生纯N_2O的低氧混合物。Entonox钢瓶在低温环境必须定期倾倒,应将其储存在室温或以上环境中。

iv.　临界压力是一定体积的气体在其临界温度时所产生的压力,即在该温度下的饱和蒸汽压（即气相和液相间的平衡状态）。

v.　O_2 = 13 700 kPa；N_2O = 4 400 kPa；CO_2 = 5 000 kPa；空气 = 13 700 kPa；Entonox = 13 700 kPa；Heliox = 13 700 kPa。

问题125

125.

i.　这是什么传感器?

ii.　图125所示装置应用了什么技术,可将动脉管路中的压力波形转换成监护仪上的可读电子信号?

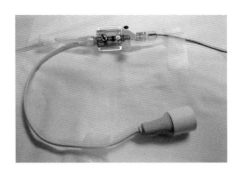

图 125　传感器

i.　该传感器是可将一种能量形式转换为另一种能量形式的装置。

ii.　应变仪,是 Wheatstone 桥电路的一部分。其最初由电线应变仪组成,现在电线被硅晶体隔膜取代,但工作原理相同(也可参照病例126)。

126.

i.　用示意图描述图125中所示装置并解释该系统是如何与所述电路中电阻的方程式共同发挥作用。

ii.　为什么该装置需要温度补偿,如何防止温度变化?

i.　当晶硅隔膜被拉伸时,由于晶体原子结构的功能其电阻增加。这可用作电路的一部分(如图126所示的 Wheatstone电桥)。标有G的中央设备是电流表。如果电阻相等,则通过电流表的电流应为零,具体如下。

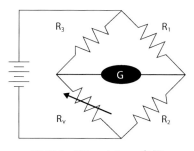

$$R_2/R_1 = R_3/Rv$$

图126　Wheatstone电桥

当隔膜由于动脉压力波形而变形时,晶体的电阻发生变化(可变电阻Rv),电流通过电流表并记录为电信号,经处理后在监视器上显示为电波形式。这就是怎样将压力波形的能量转换成能够显示在监视器上的电能。

ii. 随着温度的增加,金属传感器的阻力随之增加,导致回路校正时出现错误。所有微小的电阻器处于相同的温度变化,其中两个电阻器受到拉伸。另外,两个电阻器受压,从而产生代偿。

问题127

127. 图127所示为呼吸回路系统。

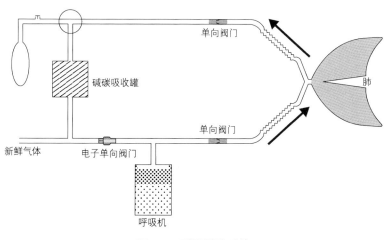

图127　呼吸回路系统

163

i. 为什么麻醉储气囊位于吸气支一侧（与经典麻醉系统相比，储气囊位于呼气支一侧，见病例196）？

ii. 麻醉机具有"新鲜气体流量补偿"，是指什么意思？

iii. 列出麻醉机设计中用于提供"新鲜气体流量补偿"的两种方法。

答案127

i. 麻醉储气囊位于呼吸回路吸气支一侧，因此可在呼吸机吸气相储存新鲜气体。

ii. 新鲜气体流量补偿即新鲜气体流量（或吸气持续时间）的变化不会影响潮气量。在新鲜气体流量恒定情况下，麻醉机补偿吸气期间新鲜气体流量的变化，也补偿吸气持续时间的变化。

iii. ① 在麻醉机呼吸系统的吸气支一侧加入储气囊。可使用单独（隐藏的）储气囊，也可使用麻醉储气囊（可解释某些麻醉机控制通气时储气囊会摆动）。另外，需要一个活瓣在吸气阶段将储气囊和呼吸机分开（见病例127中电子单向阀）。② 输送到"瓶中袋"的驱动气体量可变，以补偿吸气期间新鲜气体流量。

问题128

128.

i. 怎样用最简单的术语描述气体流量？

ii. 指出麻醉呼吸系统中可能产生的3种不同气流类型。

iii. 写出描述流量最简单类型的方程以进行数学量化。

iv. 什么是雷诺数？其意义是什么？

v. 当考虑患者通过麻醉呼吸系统或气管切开呼吸时为什么要注意这些概念？

164

i. 气体流量是单位时间内通过某点的气体体积,方程如下。

$$Q = \Delta P/R$$

Q = 流量;ΔP = 流量通过某点的压力差;R = 阻力。

ii. 层流,湍流,过渡流。

iii. 用数学方法最容易描述的是层流,可用Hagen-Poiseuille方程描述:

$$Q = \Delta P \times \pi \times r^4/(8 \times \eta \times 1)$$

Q = 流量;ΔP = 麻醉回路间压力差;η = 回路中的气体黏度;1为回路长度,r为回路半径。

iv. 如果超出某些特定参数,则气流会从层流经过渡流转变为湍流。过渡流不能像湍流或层流那样用数学方法预测,但当流量变成湍流时可用雷诺数进行描述。雷诺数超过2 000时通常认为气流开始紊乱。可描述如下。

$$Re = \nu \times \eta \times r/L$$

ν = 气体速度;η = 黏度;r = 管路半径;L为气体密度

v. 以高速气流输送气体时更易发生湍流,如果发生湍流则气流速度下降,因为输送湍流气体比层流气体需要更多能量。麻醉系统中患者自主呼吸所做的功较大程度取决于气流为层流还是湍流,当准备停止机械通气或拔除气管切开导管时尤为重要。虽然气管切开导管长度较短,但由于其形状更易形成湍流,因此可能比相似型号的气管内导管呼吸更困难。长度为23 cm的8号气管导管和标准8号气管切开导管呼吸阻力大致相同。

129. 根据图129所示结构判断这4种麻醉药。

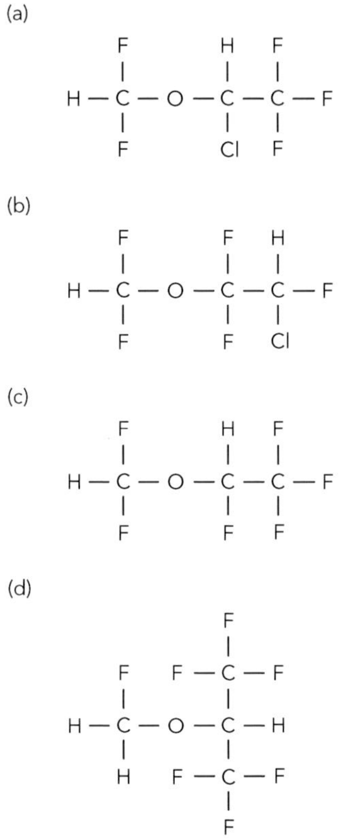

(a)

```
      F          H   F
      |          |   |
H  —  C  — O  —  C — C — F
      |          |   |
      F          Cl  F
```

(b)

```
      F          F   H
      |          |   |
H  —  C  — O  —  C — C — F
      |          |   |
      F          F   Cl
```

(c)

```
      F          H   F
      |          |   |
H  —  C  — O  —  C — C — F
      |          |   |
      F          F   F
```

(d)

```
                    F
                    |
      F      F  — C — F
      |          |
H  —  C  — O  —  C — H
      |          |
      H      F  — C — F
                    |
                    F
```

图 129　4种麻醉药的分子结构图

（a）为异氟醚；（b）为地氟醚；（c）为七氟醚；（d）为氟烷。

130.

i.　图 130 所示面罩的用途是什么?

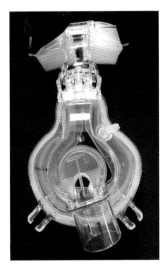

图 130　提供经鼻持续气道正压治疗睡眠呼吸暂停的面罩

ii.　该面罩如何使用? 为什么必须用于有泄漏的回路?

iii.　睡眠呼吸暂停的定义,并描述此综合征的病理生理学。

iv.　什么情况会加重睡眠呼吸暂停综合征?

v.　术前应进行哪些检查及如何解读?

答案 130

i.　该面罩用于提供经鼻持续气道正压(nCPAP)治疗睡眠呼吸暂停。

ii.　对鼻部施加正压,强制打开上呼吸道以防止睡眠期间咽部塌陷,以保证
　　睡眠呼吸暂停患者睡眠连续,避免与气道阻塞相关的间歇性苏醒(睡眠

分裂）。尽管面罩密封处／患者口部经常发生小的泄漏，面罩具有最低限度的泄漏可防止CO_2潴留。

iii. 睡眠呼吸暂停是睡眠期间发生的经常性夜间呼吸暂停和低氧血症，导致白天嗜睡。主要发生于成人（据报道中年人为4%）或儿童（2～5岁为3%）。成人中肥胖和打鼾是常见表现。打鼾是由于睡眠期间腭／鼻咽部梗阻、舌后区／下咽部梗阻或上呼吸道舒张肌肉无法维持气道通畅所致。其病理生理后果是可导致肺循环和体循环高压、右心和左心衰竭、红细胞增多，偶可导致呼吸衰竭。儿童由于扁桃体／腺样体肥大或先天性异常（唐氏综合征，Pierre-Robin综合征）可导致睡眠呼吸暂停。部分病例手术矫正梗阻原因有效。

iv. 肥胖、年龄增长、组织水肿（打鼾振动所致）、鼻咽癌或下颌畸形。苯二氮䓬类、酒精或其他药物依赖、脑干梗死、脊髓灰质炎或呼吸肌疾病如肌无力、肌强直或膈肌麻痹也可加重睡眠呼吸暂停。

v. 睡眠呼吸暂停试验可同时测量睡眠期间每小时呼吸暂停发作次数（称为呼吸暂停低通气指数，AHI）和／或呼吸暂停期间的最低氧饱和度。这些因素（AHI > 10，饱和度 < 80%）是预测围术期气道并发症发生的重要危险因素（例如插管困难／失败和拔管后上呼吸道梗阻）。

问题 131

131. 图131中间部分（标记为肺容积）显示4个互不重叠的静态肺容积（表示

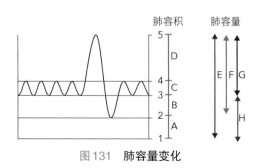

图131　肺容量变化

为 A、B、C 和 D）。右侧部分（标记为肺容量）显示 4 个静态肺容量（表示为 E、F、G 和 H），其中每个肺容量由两个或以上肺容积组成。

i.   图 131 中标有 A、B、C、D 的 4 个肺容积分别是什么？

ii. 图 131 中标有 E、F、G、H 的 4 个肺容量分别是什么？

iii. 流量−容积环可测量哪 3 个肺容积？

iv. 流量−容积环可测量哪 4 个静态肺容量？

v.   4 个肺容量中哪个包含残气量？

vi. 包含残气量的肺容量中哪一个可通过流量−容积环测量？

答案 131

i.   A 为残气量；B 为补呼气量；C 为潮气量；D 为补吸气量。

ii. E 为肺总量；F 为潮气量；G 为深吸气量；H 为功能残气量。

iii. 补吸气量、潮气量、补呼气量。

iv. 流量−容积环可测量潮气量和深吸气量。

v.   肺总量和功能残气量包含残气量，因此不能用流量−容积环测量。

vi. 不能。

问题 132

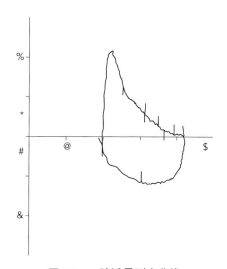

132. 图 132a 为肺活量测定曲线。

i.   y 轴（纵坐标）零点以上部分，*、% 两种符号哪个表示较高流量？

ii. y 轴（纵坐标）零点以下部分，#、& 两种符号哪个表示较高流量？

iii. x 轴（横坐标）上，左侧 @、右侧 $ 两

图 132a　肺活量测定曲线

种符号哪个值较高?

i. y轴上呼气值在垂直方向向上增加(132b中蓝色箭头)(即%比*代表的流速高)。

ii. 吸气流量从零点向下方增加(红色箭头)(即&比#代表的流速高)。其并非"负向"气流,而仅表示吸气流量,与呼气流量方向相反。

iii. x轴上的值,右侧代表排空的肺($=较低肺容积),左侧值代表肺容积增加(较大肺容积)(绿色箭头)和"充满"的肺(@=较高肺容积)。

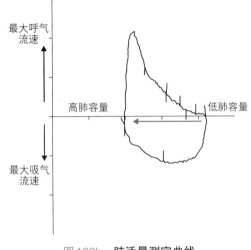

图132b　**肺活量测定曲线**

133. 部分鼻饲管(nasogastric,NG)上有4条黑线。图133所示"Ryles"管设计用于胃内空气或内容物的短期引流,并非营养管,其型号较大,可能导致鼻孔(鼻腔外部开口)受压坏死。

i. 这4条线分别表示哪些距离?

ii. 从导管的哪一端测量这些距离?

iii. 作为NG管时哪条线应位于鼻孔处?

iv. 使用带有刻度标记(cm)的NG管时,导管尖端距离鼻孔处距离为多少?

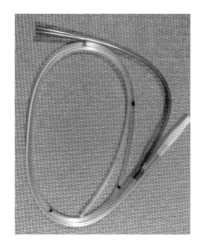

图133 "Ryles"鼻饲管

i. 在美国,NG管上的4条黑线分别距离导管尖端(胃端)45.72 cm、55.88 cm、66.04 cm和76.2 cm处。欧洲,标记通常位于NG管40～70 cm处,间隔5 cm。

ii. 从放置在胃内的导管末端测量距离。

iii. 通常来讲:"两条半线在内,两条半线在外"。即NG管位于60.96 cm或65 cm处。

iv. NG管的标准长度(cm)为60～65 cm。

问题134

134. 患者出现图134中皮疹,3个月后因同一区域痛觉超敏在慢性疼痛诊所就诊。

i. 这是什么皮疹?

ii.　什么是痛觉超敏？

iii.　解释3个月来发生了什么情况？

iv.　可通过哪些技术减轻该慢性病严重程度？

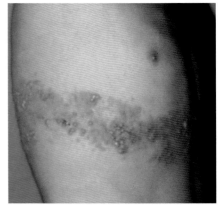

图134　患者皮疹图

答案134

i.　水痘带状疱疹（带状疱疹）感染。

ii.　感觉与预期不同（例如轻触痛）。

iii.　已经发展为疱疹后遗神经痛。出现感觉神经背根神经节病毒浸润，细胞体破坏，背角或三叉神经核传入神经阻滞。神经痛也与长入背角或交感神经纤维核有关，传入神经被阻滞的背角细胞与之形成突触。导致皮肤区域感觉异常（例如麻木、精细感觉丧失、痛觉超敏、冷热感觉改变或持续性龟裂或发痒）。寒冷使疼痛加剧，而温暖可使之缓解。

iv.　急性期早期应用止痛药和抗病毒药治疗非常重要。早期口服抗病毒治疗可预防或缩短疱疹后遗神经痛的持续时间。如果皮疹发作后疼痛持续2周，以神经元为靶目标，特别是交感神经阻滞（星状神经节阻滞用于面部疼痛）可显著降低持续性神经痛的强度和持续时间。如果较晚应用（如3个月后）介入性交感神经切除术和局部麻醉技术，则疗效显著降低。烧灼感或麻木瘙痒感有时也可局部应用辣椒素（一种p物质耗竭剂），或局部麻醉药膏治疗。

问题135

135. 描述病例134病情进展时如何药物处理。

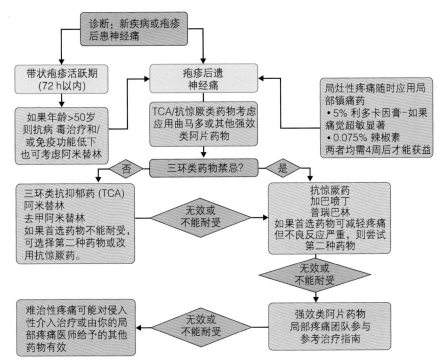

图135　水痘带状疱疹（带状疱疹）感染处理流程图

问题136

136. 图136为TOE图像。

i.　这是什么切面？

ii.　A所示是哪个心腔？

iii.　B和C所示是哪个心腔？

iv.　D所示是什么结构？

v.　E、F和G所示是什么结构？

vi.　H所示是什么结构？

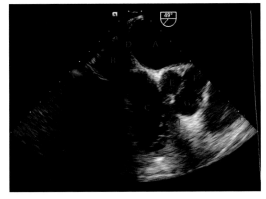

图136　食管中段主动脉瓣切面

vii. I和J所示是什么结构？

答案 136

i. 食管中段主动脉瓣短轴（SAX）切面。

ii. A是左心房。

iii. B和C均为右心房的一部分。

iv. D表示房间隔。

v. E是无冠瓣，F是左冠瓣，G是右冠瓣。

vi. H表示肺动脉瓣。

vii. I和J表示三尖瓣的瓣叶。

问题 137

137.

i. 图137a所示装置是什么？

ii. 该设备如何工作？

iii. 列出其安全特性。

iv. "TEC"代表什么，如何实现？

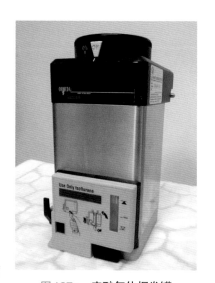

图137a　**麻醉气体挥发罐**

答案 137

i. 该设备为麻醉气体挥发罐（TEC Mk1－6），输送精确浓度的麻醉气体。由于其内在阻力高，必须使用持续正压，且需正确安装于麻醉机上。

ii.   其将气体精确地分成两股气流（图137b）。一股气流经过旁路通道，另一股气流（量较小）分流进入蒸发室中。每股气体的比例称为分流比。流入蒸发室的气体与挥发性麻醉药充分饱和，然后与旁路通道的气体混合。之后气体以所需麻醉药物挥发浓度流出挥发罐。

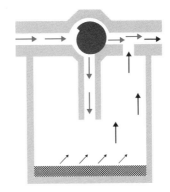

图137b   麻醉气体挥发罐工作原理图示

iii. ① 每种药物有特定标签和颜色编码。② 有明确标识显示药物填充程度。③ 挥发罐内部有防溢出机制。④ Selectatec 系统（后面嵌有挡杆，需要解除锁定杆才允许挥发罐刻度盘转动）确保一次只能使用一种挥发罐。⑤ 必须按下挥发罐背部按钮，方能转动麻醉药浓度刻度盘。⑥ 挥发罐刻度盘或侧面附有"MAC 刻度表"。

这些特征可防止操作者潜意识误操作（例如挥发罐药物用尽、倾倒或输出麻醉药物浓度不够）。另外，挥发罐进出气体为单向，因此不能反向连接（如果发生这种情况，将有大量气体进入蒸发室并输出更高浓度的麻醉药蒸汽）。因为设计有专用药物加药口，很难发生添加药物错误，也防止了挥发性麻醉药的意外混合。

iv.   TEC 表示温度补偿。通过以下方式：

● 金属外壳（5 kg）[有时是一高密度、高比热容和高热传导（例如铜）的金属安装在挥发罐底部]与室温平衡，提供热源。

● 通过具有双金属条的阀门控制气体进入蒸发室。随着蒸发室温度降低，允许更多气体进入，以补偿低温所致的蒸发减少。

问题 138

138. 图138中患者3个月前右手腕部出现轻微骨折，其因手部严重疼痛而到慢性疼痛诊所就诊。

i. 这是什么综合征？

ii. 描述其体征和症状。

iii. 这种情况的病理原因是什么？

iv. 如何治疗？

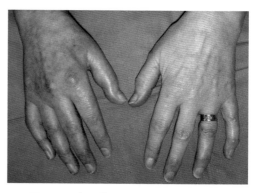

图138　右手Ⅱ型复杂局部疼痛综合征

答案138

i. 影响右手的Ⅱ型复杂局部疼痛综合征（又称反射性交感神经营养不良或Sudek's萎缩症）。

ii. 色斑、肿胀、指甲营养不良和头发改变及失用性肌肉萎缩。严重失用性疼痛，寒冷加重（称为寒冷痛觉超敏）。

iii. 病因是外周神经损伤。如果可确诊损伤部位，则综合征为CRPS Ⅰ型。病理生理学改变包括受损神经的去甲肾上腺素受体表达和/或交感神经纤维生长进入受影响区域，增加交感神经向脊髓背角传导。增强血管调节敏感性，导致肿胀、颜色和温度改变。

iv. 不能单纯依靠药物治疗，需要"生物—心理—社会"的多学科合作治疗疼痛，理疗和职业疗法治疗CRPS（可能伴有难以忍受的疼痛）。Bier's阻滞，用胍乙啶阻滞局部交感神经节，延长局部麻醉药作用时间，缓解交感神经介导的疼痛和血管症状，可能有助于启动理疗。通过静脉注射药物对疼痛成分进行量化。选择一种高剂量药物静脉注射，以确定是否有可能口服同种药物治疗有效，而不会产生无法忍受的不良反应。使用以下药物靶向作用于特定受体（或细胞功能的组成成分）：

- 去甲肾上腺素受体（酚妥拉明）。
- 钠通道（利多卡因）。
- μ受体（芬太尼）。
- NMDA谷氨酸受体（氯胺酮）。

- 钙通道调节剂加巴喷丁不适合静脉注射,但口服不良反应较小,容易试验。
- 三环类抗抑郁药作用于脊髓下行抑制通路,但效果有限。

应关注社会心理应激因素,并采取认知行为疗法进行适当治疗。

问题 139

139.

i. 该患者(图139a、b)最可能患有什么疾病?

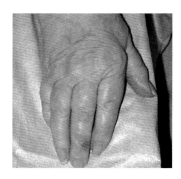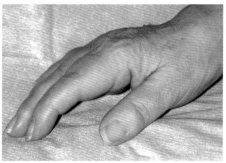

图139a、b 类风湿关节炎患者手部图片

ii. 详细描述此疾病。

iii. 为该疾病患者实施麻醉时,可能出现什么病史和检查结果?

答案 139

i. 类风湿性关节炎。

ii. 这种病因不明的慢性炎症性疾病的特征是反复缓解和恶化,通常发病年龄为25～55岁,女性多见(3倍发病率)。患者患有多发性关节炎,影响一个或多个关节:颞下颌关节(TMJ)、环杓关节、肋软骨关节、颈椎、肩部、肘部、髋部、膝、足和手等。此病也可累及心脏、肺、眼、皮肤、血管（血管炎）和肾脏。

iii. 常见心肺功能受损。由于关节炎症，有时难以评估其运动耐量。如果无法完成运动试验，可通过"多巴胺负荷试验"协助诊断是否存在心血管功能受限。应注意抗类风湿药物的不良反应。阿司匹林、非甾体类药物、糖皮质激素类、金盐和青霉胺可导致贫血、全血细胞减少症、血小板功能障碍和肝功能障碍。慢性贫血较常见。仔细的气道评估至关重要。患者有咽部饱满、发紧或异物感、声音嘶哑、喘鸣、吞咽困难或放射至耳部的疼痛，可能存在TMJ和/或环杓关节受累。颈部活动度也非常重要，颈部屈曲/伸展时有椎基底动脉供血不全或神经功能受限等症状时影响头部体位。麻醉后防止由于体位不当而发生潜在神经血管或骨骼损伤至关重要。

问题 140

140. 标准的容量控制通气模式压力时间曲线如图140所示。

i. A和B代表什么压力？

ii. 产生压力A的原因是什么？

iii. 产生压力B的原因是什么？

iv. 压力从A点下降到B点，为什么？

v. 理解压力A、压力B及其区别有什么临床意义？

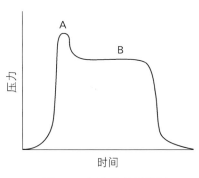

图140 标准的容量控制通气模式压力时间曲线

答案 140

i. A点是吸气压力峰值；B点是平台压力或吸气暂停压力。

ii. 通过吸气压力峰值可测量：气道阻力和肺总顺应性加胸壁顺应性（"回缩力"）。

iii. 通过平台压力仅可测量肺总顺应性。

iv. 压力从吸气峰值压力降低到平台压力是因为吸气气流在A点处停止，且没有后续气流阻力来产生压力。只有静态肺顺应性（静态回缩）在该压力的生成中发挥作用。

v. 吸气压力峰值代表气道阻力及顺应性，而平台压力仅代表顺应性（回缩力）。吸气峰值压力和平台压力的区别反映气道阻力。因此，必须通过以上3个数值，才能准确测量气道阻力。

问题 141

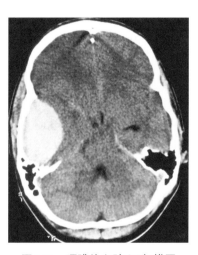

图141 硬膜外血肿CT扫描图

141

i. 图141所示CT扫描图显示的是什么？

ii. 需要什么手术治疗？

iii. 麻醉该患者时目标是什么？如何实现？

答案 141

i. 硬膜外血肿（EDH），导致颅内压（ICP）升高伴有中线移位。

ii. 需要立即手术控制脑膜中动脉出血并清除血肿，特别是如果出现ICP升高的体征（例如单侧瞳孔散大固定进展为双侧瞳孔散大固定）。如果1 h内手术，EDH预后良好（> 99%）。

iii. ● 保持气道安全，优化氧合，维持正常血CO_2。如果GCS评分 ≤ 8或比基础值恶化2分以上应立即进行麻醉并气管插管。监测应包括ECG、SaO_2、FiO_2、$ETCO_2$，体温和周围神经刺激。无创血压监测应设置为每

2 ～ 3 min 1次。首选有创动脉压监测,但不能因为有创测压而延迟手术。含糖液体会加重脑水肿,应避免静脉滴注。

- 避免出现高血压/低血压,因可加重脑肿胀或降低脑灌注。术中输注瑞芬太尼/阿芬太尼或单次注射芬太尼维持镇痛。停止瑞芬太尼输注前15 min需给予其他镇痛处理。应避免使用降低脑灌注压(CPP)的麻醉药物。丙泊酚可引起低血压(降低CPP),需及时调节使用。充足的液体负荷至关重要,必要时可使用血管收缩剂。

- 避免增加ICP。轻度的过度通气(PCO_2 不高于 4 kPa 或 30 mmHg)可暂时控制颅内高压,同时静脉注射适量甘露醇。15° 角头高足低位可确保脑静脉引流而不减少脑血流量。颈部屈曲/旋转同时气管导管固定过紧可能阻碍脑静脉引流并增加ICP。

- 使用丙泊酚和瑞芬太尼等药物输注可加速术后康复。

问题142

142. 解读血气分析。

答案142

如下所述,应全面阅读血气,正确解读并避免遗漏。

- 技术因素。结合 FiO_2 和患者病史解读。

- 是否存在缺氧? 正常动脉氧分压(PaO_2)= 10 ～ 13 kPa(76 ～ 100 mmHg)。

- 酸中毒还是碱中毒? 正常 pH 为 7.4 ± 0.05(H^+ 为 45 ～ 55 nmol/L)。

- 呼吸性、代谢性酸中毒或碱中毒? 正常碳酸氢盐水平(HCO_3^-)为(22 ～ 28)mmol/L(实验室间可能有差异),碱剩余(0 ± 5)mmol/L。

首先观察动脉血CO_2分压（$PaCO_2$），确定呼吸对酸中毒/碱中毒的影响。如果CO_2高于正常范围[4.6～6 kPa（35～45 mmHg）]，则酸中毒是由CO_2潴留所致。如果CO_2低于正常，则存在呼吸性碱中毒（或可能呼吸代偿代谢性酸中毒）。如果HCO_3^-升高，则存在代谢性碱中毒，也表现为碱剩余或正碱平衡。如果HCO_3^-降低，可能存在代谢性酸中毒。病理性酸血症（例如乳酸）"结合"重碳酸盐，也偶尔可能与HCO_3^-生成过少有关（与产生的酸中毒具有相同效果）。HCO_3^-降低以代偿碱中毒非常罕见，除非使用乙酰唑胺（例如用于高山病）。

- 阴离子间隙。通过血清电解质可计算阴离子间隙（A^-），是可测量阳离子（钠和钾）与可测量阴离子（氯和HCO_3^-）的总浓度之差。通常为15～20 mmol/L。

$$[Na^+] + [K^+] = [HCO_3^-] + [Cl^-] + [A^-]$$

- 阴离子间隙超过正常水平可解释酸中毒的原因。原因可能是HCO_3^-过少（例如肾衰竭），也可能是由于酮体或乳酸盐过多导致酮症酸中毒或乳酸性酸中毒。摄入毒素如甲醇或乙二醇也会引起阴离子间隙异常。

- 总结和诊断，完成解读。

问题143

143. 2天前此患者从10米高处跌落至混凝土上，其右耳后区域如图143所示。

i. 这种体征是什么？

ii. 其临床意义是什么？

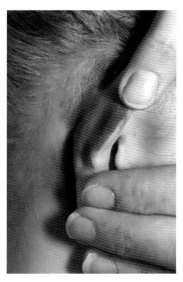

图143　患者耳后区域图

i. Battle 征；因颅底骨折引起乳突区淤血。此体征易被耳部和/或长发掩盖，需仔细查体。通常创伤后 1 ～ 2 d 出现，不能即刻检查到。

ii. 颅底骨折较难诊断。即使有薄层 CT, Battle 征也可能是这种损伤的唯一迹象。任何情况下如果怀疑有颅底骨折，应避免插入鼻胃管或经鼻气管插管，以免管道进入颅内穹窿间。

问题 144

144. 图 144 中患者患有严重的复发性三叉神经痛。

i. 图中是什么技术？

ii. 该技术为什么有效？

iii. 描述针尖需要达到的解剖位置，怎样安全实现？

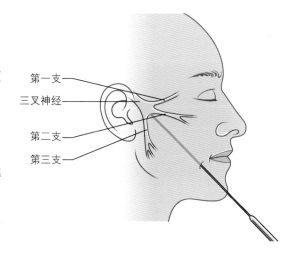

答案 144

图 144　三叉神经阻滞技术示意图

i. 该技术操作为三叉神经阻滞，也属于半月神经节阻滞。

ii. 该技术可有效麻醉整个三叉神经及其所有分支，是治疗严重三叉神经痛的最终方法。可使用局部麻醉药判断操作是否到位，位置正确时神经痛充分缓解。如果阻滞成功，可使用苯酚实现不可逆的永久性阻滞。

iii. 半月神经节由两条神经根组成，起始于脑干中脑桥水平腹侧表面。神经根在后颅窝向前横向穿过颞骨岩部上缘，进入一凹陷，称为Meckel腔，此腔由后颅窝硬脑膜反折形成。三叉神经的神经节位于此凹陷内，三叉神经从该区域前部发出3个分支（眼神经、上颌神经、下颌神经）。

这项阻滞必须在X线引导下实施。头部轻度后仰，标记颧弓中点，同侧口角外侧约2.5 cm稍上方，局部麻醉药做皮丘注射。用10 cm 22号带针芯穿刺针穿刺，穿过面颊部皮下组织，越过下颌支颅内段内侧，指向眼部瞳孔内侧方向。针尖应触及颅底卵圆孔前方位置；并通过影像学验证位置正确。然后针尖向后重新调整方向，直至进入卵圆孔。如果患者出现下颌神经感觉异常，应重新穿刺至无异感。缓慢注射1～3 mL局部麻醉药，直至达到预期临床效果。

问题145

145.

i. 58岁健康人士，其ECG（图145）显示哪种先天性异常？

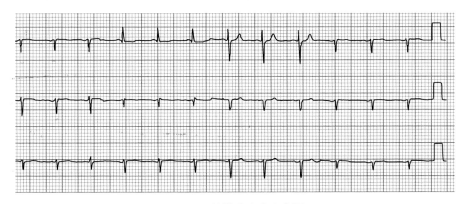

图145　某健康人士心电图

ii. 心电导联位置是否正确？

iii. 这种情况的心电图典型特点是什么？

iv. 如何分辨这种异常并非导联放置错误引起？

i.　心电图所示原位反转—患者是右位心。

ii.　是的,导联安放正确。

iii.　右位心的典型特征是:电轴右偏;aVR导联QRS复合波正向(伴直立P波和T波);I导联:所有复合波反转(可被称为"全局负向",即反向P波伴有负向QRS波和反向T波);任何胸部导联均看不到R波递增,所有导联主波均是S波。

iv.　肢体导联左上肢和右上肢电极反转可产生类似图像,但心前区导联图像正常。

问题146

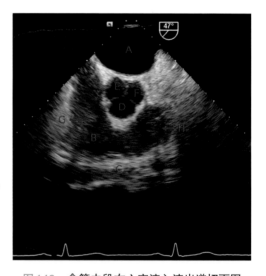

146. 图146所示TOE图像。

i.　这是什么切面?

ii.　A所示是哪个心腔?

iii.　B所示是什么结构?

iv.　C所示是什么结构?

v.　D、E和F所示分别是什么结构?

vi.　G所示是什么结构?

vii.　H所示是什么结构?

图146　食管中段右心室流入流出道切面图

答案146

i.　食管中段右心室流入流出道切面。

ii. A是左心房。

iii. B表示右心室。

iv. C表示右心室游离壁。

v. D、E和F是主动脉瓣瓣叶。D是右冠瓣,E是无冠瓣,F是左冠瓣。

vi. G表示三尖瓣的位置(阴影)。

vii. H表示肺动脉瓣的位置。

问题147

147. 图147表示肺泡气体方程,x轴为肺泡分钟通气量,y轴为PO_2。该图同时显示肺泡分钟通气量增加对PO_2的影响。解读该图形的恰当方法是识别正常的FIO_2线条(21%),其与正常分钟通气量交叉,然后沿x轴(在该线上)移动,增加或减少分钟通气量。

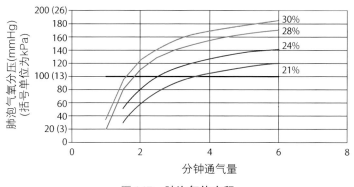

图147 肺泡气体方程

i. 结合该图,解释为什么呼吸空气时通气不足可导致缺氧。

ii. 增加FIO_2,即使存在通气不足也不会导致缺氧(除非通气不足相当明显),为什么?

i.　呼吸空气 PO_2 = 21.2 kPa（159 mmHg）环境下，当分钟通气量供给氧气到功能残气量时，有3种因素减少肺泡氧分压：① 水蒸气稀释氧气。② CO_2 稀释氧气。③ 血液从吸入气中移除氧气。结果是呼吸空气时肺泡内氧分压是 105 mmHg。呼吸空气下通气不足时，肺泡氧供给不足以补充从肺泡内摄取进入循环而移除的氧气，因此氧分压降低，导致缺氧。

ii.　增加 FIO_2 时，即使从肺泡内移除氧气，肺泡内仍存有足够氧气保持正常血氧。

问题 148

148. 图148所示3个相关描记图：阻抗呼吸描记图（"阻抗"）信号表示胸部运动；呼吸速度描记图（"气流"）表示通过鼻部和/或口部的气流；饱和度（SpO_2）。

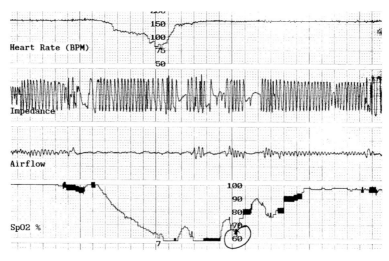

图148　3个相关描记图

i. 该描记图表示哪种类型呼吸暂停(即该患者是否有中枢性或梗阻性呼吸暂停)？为什么？

ii. 如何将这些原理应用于临床实践,如"清醒镇静"和/或"麻醉性监测治疗"？

答案 148

i. 描记图中存在胸部运动(由"阻抗呼吸描记图"的信号偏移证明)表明呼吸暂停属于阻塞性("气流"信号缺乏偏移)而非中枢性。

ii. 通过监测"阻抗呼吸描记图"(胸部运动)联合鼻腔CO_2,可推断:(a)阻塞性呼吸暂停(无CO_2信号,伴有胸部连续运动),这种情况下必须开放气道。与之相反。(b)中枢性呼吸暂停(CO_2信号与胸部运动信号均缺失,阻抗呼吸描记图变"平坦")。这种情况下,应暂时机械通气支持,降低麻醉深度和/或镇静催眠药物浓度。

问题 149

149. 描述胎儿循环与成人循环的主要区别。

答案 149

胎盘是胎儿进行气体交换的场所,通过脐动脉接受非氧合血液,并通过脐静脉将氧合血液(饱和度80% ~ 90%)返回胎儿全身动脉循环。50% ~ 60%氧合胎盘血液通过导管静脉,绕过肝脏循环进入下腔静脉(IVC)。在IVC和右心房交界处是欧氏瓣(Eustachian valve),其将血液经卵圆孔引入左心房、左心室和升主动脉。因此心肌和脑接受最高氧合血液。从上腔静脉和冠状窦返回的非氧合血液（饱和度25%～40%）经三尖瓣进入阻力非常高的肺动脉。这种高阻力意味着只有约12%的非氧合血液流入肺部，其余88%经动脉导管进入降主动脉和下肢。这些循环改变称为心内和心外分流，胎儿循环具有"分流依赖性"。由于65%的静脉血回流进入右心室，这些分流意味着每次心室搏出量不同。胎儿心排血量属于复合心排血量（CVO），45%进入胎盘。氧分压较低，所以CVO需维持较高方能满足组织氧运输。

问题 150

150.

i. 画出胎儿循环示意图，以阐明病例149中所述要点。

ii. 出生时将如何改变？

答案 150

i. 见图150。

ii. 儿茶酚胺、激素和局部释放的血管活性物质影响不同胎龄的胎儿循环。胎儿到新生儿的过渡涉及肺循环和体循环血管阻力的急剧变

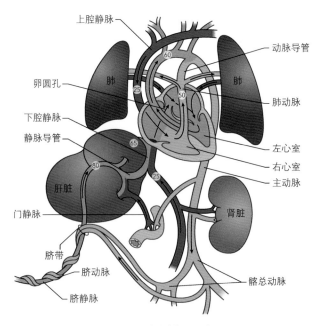

图 150　胎儿循环示意图

化。胎儿肺塌陷,动脉导管(DA)保持开放,直到出生时,较高的血氧和前列腺素突然减少促进其闭合。DA闭合后,肺循环阻力下降,左心室和右心室接受等量静脉回流,成人循环解剖学开始启动。

问题151

151. 女性患者,40岁,轻微活动即出现呼吸困难,其流量-容积环如图151所示。

i. 最大呼气峰流速(PEFR)的正常范围是多少?

ii. 该图中PEFR为多少?

iii. 该图中最大吸气峰流速(PIFR)为多少?

iv. 何种类型的病理改变可导致呼气和吸气流速均显著降低?

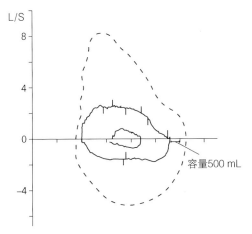

图151 **患者流量-容积环示意图**

答案151

i. PEFR的正常范围是200 ~ 300 L/min。

ii. y轴的单位为升/秒。该病例中,PEFR < 2 L/s或120 L/min。x轴以升为单位,散列标记间隔为1 L。

iii. 该患者PIFR也明显下降,< 2 L/s或120 L/min。

iv. 明确的气道梗阻,如巨大甲状腺或气管狭窄,通常造成PEFR和PIFR同时降低。

152. 下列表格表示常用吸入麻醉剂的溶解度。

表152　常用吸入麻醉剂的溶解度

药　　物	血/气比	脑/血比	脂/血比
氧化亚氮	0.47	1.1	2.3
地氟醚	0.45	1.3	27
七氟醚	0.65	1.7	47
异氟醚	1.4	1.6	45
氟烷	2.5	1.9	51

i. 如何通过这些信息预测药物的起效和消除时间？预计这些药物的起效和消除速度是多久？

ii. 麻醉剂暴露时间是否会影响药物消除的相对速度？

iii. 低新鲜气体流量下,药物溶解度如何影响该药物的可滴定度？

i. 低血/气分配系数的药物因为溶解度小,可使肺泡、血液和大脑迅速达到治疗效应分压,因此,与溶解度大的药物相比,肺/脑达到平衡的速度更快。所以氧化亚氮、地氟醚和七氟醚达到治疗水平比异氟醚更快。虽然异氟醚的脑/血分配系数比七氟醚稍低,但达到脑部治疗水平较慢。其更高的血/气分配系数使血液中气体分压升高时间延长,从而减慢起效时间。由于氧化亚氮在血液和脑中的溶解度均非常低,所以其起效时间最快。

ii. 尽管和地氟醚起效时间相近,但七氟醚油/血分配系数接近异氟醚。随着时间的推移,七氟醚在体内脂肪中蓄积,停止麻醉后,脂肪库继续释放药物,从而延长苏醒时间。这与麻醉持续时间和药物剂量直接相关,在使用七氟醚两个MAC数小时后,麻醉恢复时间明显延长。所有可溶解入血的吸入麻醉剂,在任何时间点的恢复时间均较氧化亚氮长。

iii. 任何流量状态下使用低溶解度的吸入麻醉剂,挥发罐设置浓度和肺泡浓度间可更快速地达到平衡。低流量时,溶解度相对较低的麻醉剂比溶解度高的麻醉剂起效更快。因此,氧化亚氮、地氟醚和七氟醚在低流量下可更快地响应刺激变化以节约热量、湿度和药物。在 2 L/min 或者更低流量下,异氟醚和氟烷挥发罐浓度必须设置为 2 ～ 3 倍的MAC值("超压"),否则达到平衡所需时间较久,无法快速达到所需麻醉深度。

问题 153

153. 图153所示TOE图像。

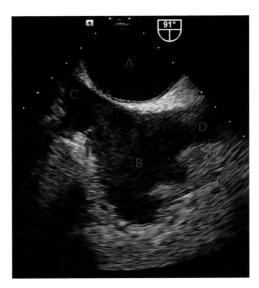

图153　食管中段超声心动图

i. 该图是什么切面?
ii. A 和 B 分别代表哪个腔室?
iii. C 代表什么结构?
iv. D 代表什么结构?
v. E 代表什么结构?
vi. F 代表什么结构?
vii. G 代表什么结构?
viii. H 代表什么结构?

i.   经食道中段超声心动图,双腔切面。

ii.   A是左心房,B是右心房。

iii. C表示下腔静脉。

iv.   D表示上腔静脉。

v.   E表示下腔静脉瓣,在产前诊断中具有重要意义。

vi.   F表示右心房的界嵴。

vii. G表示右心耳的位置。

viii. H表示房间隔。

问题 154

154. 一位患者在坐位下进行颅内(后颅窝)手术,拟在右心房中部放置中心静脉导管以抽吸术中可能进入循环的空气。两个连续的ECG(图154a,b),记录经手臂肘窝放置"长臂CVP"导管。图154a ECG显示导管尖端位于锁骨水平。图154b推测导管尖端位于右心房(出现与QRS波相同大小的双相大P波),然后后退导管,通过分析ECG图形的变化确定导管的正确位置。CVP导管内的金属丝与ECG Ⅱ导联相连。

i.   图154b中ECG的起始段提示CVP导管尖端位于哪里(右心房的哪个部分)?

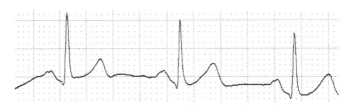

图154a 患者心电图(一)

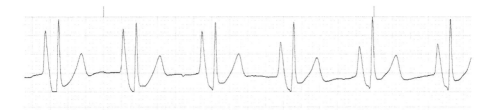

图 154b　患者心电图（二）

ii.　如图 154b 所示，P 波减小和形状变化的原因是什么？

i.　根据 154b 图形推测导管尖端位于右心房中部。偶发的 M 型双相大 P 波表明 CVP 导管尖端大约位于右心房中部（出现反相 P 波可作为跟踪判断置入深度的临界值——此时过深）。

ii.　描图显示（从开始至结束）双相 P 波的幅度减小，提示导管尖端正在远离右心房中心，此时必须向前推进导管，重新获得更大的 P 波双相图形，从而将导管尖端正确放置在右心房中部，以便发生空气栓塞时抽出气体。

155.

i.　绘制 Mapleson 分类的麻醉通气系统。

ii.　列出用于这些系统的常用名称及其可能存在的局限性。

i.　见图 155。

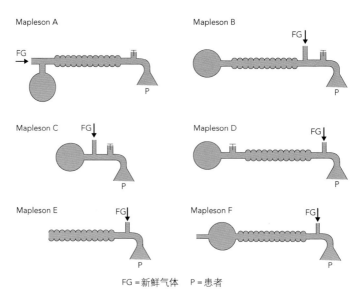

FG = 新鲜气体 　P = 患者

图 155　Mapleson 分类的麻醉通气系统

ii.　Mapleson A 系 统 即 Magill 和 Lack 回 路。Mapleson B 和 Mapleson C 系 统常用作短期便携式手动通气装置(如在麻醉复苏室/心搏骤停)。由于吸气通路和呼气通路重合,故即使给予较高的新鲜气体流量,这些系统回路仍可出现明显的重复吸入。Mapleson D 系统是改良的 Bain 回路,而Mapleson E 系统是 Ayre's T 型管路和 Bain 回路的组合。Mapleson F 系统是 Jackson-Rees 改良的 Ayre's T 型管路,并不属于初始的 Mapleson 分类。

问题 156

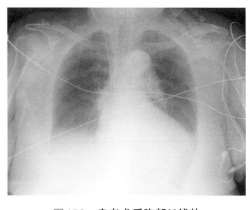

156.　女性患者,接受长时间全身麻醉,其术后 CXR 如图 156 所示。患者术后无法移动双腿,下肢轻触觉和针刺感消失,但振动感觉和本体感觉完整。

图 156　**患者术后胸部 X 线片**

i.　该患者进行了什么手术?

ii.　解释该患者的神经功能缺陷,为什么麻醉医师需警惕这类术后并发症?

答案156

i.　该患者因主动脉夹层(夹层主动脉瘤)行血管内支架植入术,降主动脉初始段可看到主动脉支架。

ii.　此类型的下肢瘫痪是由于脊髓前动脉灌注不足所致,表现为脊髓后角功能部分保留,被称为脊髓前索综合征。脊髓供血不仅来源于椎动脉,同时也接受来自主动脉远端侧支的供血。接受长时间主动脉手术、心脏手术或腹部大手术的患者容易发生此并发症,并常在术后才被发觉。长时间低血压可能是部分患者的病因之一。麻醉科医师必须警惕行大手术或经历低血压事件后患者下肢无力的所有主诉。

问题157

157.

i.　麻醉科医师通常均关注动脉波形,为什么需要了解和分析快速傅立叶变换(FFT)(见例229)?

ii.　什么是阻尼,为什么会发生?

iii.　什么是临界阻尼?

答案157

i.　因为当动脉波形出现波形幅度衰减(图157a)或产生共振时(即通过傅

立叶分析,见病例229),会对波形的解释产生误导。

ii. 当动脉导管的机械能装置接受较多高幅振动时,波形就会发生衰减(图157a)。此时波形表现为动脉基础波形,少数情况下出现高幅波形或小幅震荡波形。这种幅度衰减的波形会使收缩压读数降低,而舒张压读数增高(虚高)。这种现象可能与导管内血凝块堵塞、导管扭结或气泡进入及导管僵硬有关。由于导管口径相对狭窄,因此动脉波形显得更加僵硬不灵活。因此,当收缩压和舒张压同时降低时,应区分是以上情况导致收缩压读数降低还是确实发生了低血压(图157b)。

iii. 系统中阻尼的作用是在刺激结束后波形尽可能快地回到零点,不引起超射。因此,波形显示正确。当最佳数量的基波补偿了基谐波,就会出现这种情况,既没有过度阻尼,也不会反应过强。

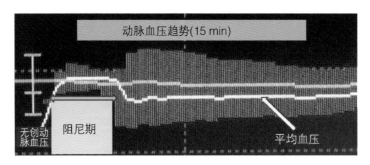

图157a 动脉波形幅度衰减图(一)

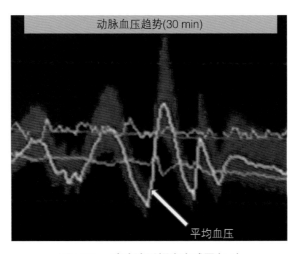

图157b 动脉波形幅度衰减图(二)

158. 什么是欠阻尼（另见病例157）？

欠阻尼发生在动脉导管线路太硬、太短或较标准尺寸过于狭窄等情况时，因为波形夸大，导致流体振荡，收缩压虚高。夸大的欠阻尼合并过度"震荡"，通过动脉波形来测定血压，往往很不准确。

159.

i. X轴（横坐标）表示哪些参数？单位是什么？海平面时该参数的最大值是多少？

ii. 说出两个可在Y轴（纵坐标）表示的参数及其单位。海平面时该参数的最大值是多少（血红蛋白浓度正常）？

iii. 健康人吸入纯氧后测量动脉血气，X轴上的数值会增加吗？如果会，数值是多少？如果不会，为什么？Y轴上的数值会增加吗？如果会，数值是多少？如果不会，为什么？

iv. 图上较低处的橙色直线表示什么？

v. 血液中O_2含量的两个组成部分是什么（即O_2在血液中如何运输）？这些成分的相对含量是多少？正常条件下两种成分是否重要？

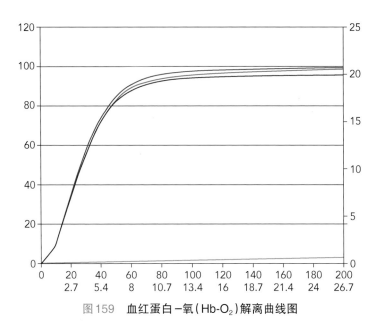

图159　血红蛋白－氧（Hb-O₂）解离曲线图

答案159

i.　X轴代表参数是PO_2，单位是kPa（0～26.7）或mmHg（0～200）。

ii.　Y轴可表示的参数有：① 饱和度（单位是百分比［最大值为100%］）。② 氧含量（单位是mL O_2/100 mL 血［血中O_2含量的最大值为 ±20 mL O_2/100 mL 血液］）。

iii.　X轴上的数值理论上将增加到最大值100 kPa（760 mmHg）［实际上由肺泡气体方程确定，即约等于100 kPa（760 mmHg）－水蒸气压［6.3 kPa（47 mmHg）］－ PCO_2［5.3 kPa（40 mmHg）］，因此所测量的氧气水平不可能超过90 kPa（670 mmHg）］。

　　Y轴上的数值不会显著增加，因为血红蛋白一旦100%饱和，则不能再携带更多O_2，即如果Hb已完全饱和（每100 mL血液中含20 mL O_2），则不能再携带更多O_2。

　　较高的FIO_2会略微增加溶解在血浆中的O_2含量，即每100 mL血液中所含O_2从0.3 mL增加至理论最大值2.1 mL［$PO_2$100 kPa（760 mmHg）］）。

iv.　表示在血浆中溶解的O_2。

v.　它们是Hb-O_2(每100 mL血液中19.7 mLO_2)和溶解在血浆中的O_2(每100 mL血液中0.3 mL O_2)。正常情况下溶解的O_2并不重要,但当Hb非常低(及Hb-O_2含量相当低)时溶解的O_2则可能发挥一定作用。

问题 160

160.　女性患者,58岁,主诉因劳累而出现呼吸短促,计划行外科手术,术前TOE检查如图所示(图160a、b)。

i.　诊断是什么?

ii.　如图160b所示,问题的严重性在哪里?

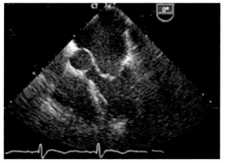 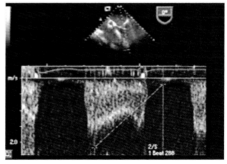

图160a　患者术前TOE检查图　　图160b　左心室MV下方获得连续多普勒波形图

答案 160

i.　这个心脏四腔心切面显示舒张期二尖瓣(MV)狭窄。MV瓣叶运动异常,舒张期不能充分开放并表现有狭窄的特征性"隆起"。图160b是从左心室MV下方所获得的连续多普勒波形,血液通过MV的时间延长。

ii. MV的面积可通过测量压力半衰期（P1/2时间）通过下列公式进行估计：

$$瓣膜面积（cm^2）= 220/P1/2时间（ms）$$

连续多普勒波速度分布的斜率用于确定P1/2时间。该患者P1/2时间为236 ms，所以MV面积为0.93 cm²，表示严重狭窄（正常MV面积应为4～6 cm²。低于2 cm²通常有症状）。

问题161

161. 图161中患者有干眼症和口干，并有明显龋齿。由于周围血管疾病，其左腿有静息痛，手指血液循环较差，常感到手指冰冷，有刺痛和麻木。

i. 什么诊断可能解释其眼睛干燥和口干？

ii. 与此疾病相关的还要哪些其他病理学变化？

iii. 为什么麻醉科医师需要关注这个问题？

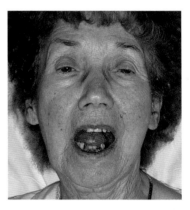

图161　患者面部图

答案161

i. Sjögren综合征（干眼综合征或干燥性角结膜炎）。原发性Sjögren或干燥综合征常为孤立病例，多症状严重，临床表现包括唾液腺或腮腺肿大、吞咽困难、性交困难和严重龋齿。

ii. 风湿性关节炎合并眼睛干涩、口干、阴道干涩和皮肤干燥，称为继发性Sjögren综合征。其他结缔组织病（如系统性红斑狼疮、混合性结缔组织病、多发性肌炎、重症肌无力、进行性硬皮病、自身免疫性肝病、甲状腺炎）可引起继发性 Sjögren 综合征。雷诺综合征或血管炎、淋巴结肿大、白细胞减少和肝脾肿大、高球蛋白血症型紫癜、巨球蛋白血症、肾小管酸中毒或血管球性肾炎、肺炎及弥漫性间质纤维化和唾液腺或淋巴系统的恶性肿瘤均与 Sjögren 相关。

iii. 麻醉需要关注的问题包括潜在的牙齿损伤、肌无力、甲状腺疾病、累及肾动脉的血管炎、肺部并发症和食管周围或口咽组织增厚而造成的插管困难。该患者曾行右侧股动脉切开取栓术清除动脉粥样斑块。当时龋齿和脆弱的牙齿导致插管困难，食道和口咽硬化导致无法暴露声门，之后通过气管弹性探条辅助完成插管。

免疫球蛋白水平升高、抗 Ro 抗体（70% 的患者可出现）和巨球蛋白血症增加血液黏度，加重缺血症状。患者双手冰冷归因于雷诺现象。经风湿科专家全面检查，给予患者硝苯地平作为血管扩张剂使用，并定期复查肾脏功能。

问题 162

162.

i. 如图 162 表示什么测试？大、小环形分别代表什么？

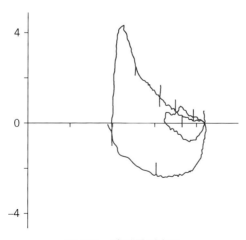

图 162　**肺活量测定图**

ii. X轴(横坐标)描绘的是什么参数(测量)？该参数的单位是什么？

iii. Y轴(纵坐标)描绘的是什么参数(测量)？该参数的单位是什么？

iv. 如何测定FEV₁(第1秒用力呼气量)？

答案162

i. 这是肺活量测定,图示流量–容积环,较大的(外)环形代表用力肺活量(肺活量)和较小的(内)环形代表潮气量。

ii. 容积,单位是容积单位(即L)。

iii. 气流流量,单位是流量单位(即L/s或L/min)

iv. 横轴和纵轴上均没有"时间刻度"(只有容积和流量)。测量仪器在不同时间点以垂线进行标记,其中之一表示1秒后的流量信号。

问题163

163. 健康女性,37岁,行结肠镜检查时,其ECG如图163所示。

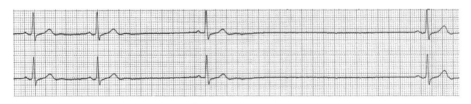

图163　患者ECG图

i. 初始心率是多少？

ii. 该ECG条带中,显示的最慢心率是多少？

iii. 如何利用这样的ECG条带快速计算心率？

iv. 是否每一个QRS波群均有相应的P波？

v. 诊断是什么?

vi. 应该如何治疗?

vii. 列举出8个部位,压迫或牵拉后可能产生类似情况。

答案163

i. 约50次/min。

ii. 约15次/min。

iii. 计算两个QRS波群之间的大格数,用300除以大格的数目(例如,在起始心率中两个QRS波群之间有6个大格),300除以6等于50(之所以这样计算,是因为标准走纸速度为25 mm/s,每min有300个大格)。

iv. 是的,提示是窦性节律。

v. 心动过缓。

vi. 紧急处理是请外科医师(操作者)立即停止压迫、牵拉和/或向肠道内充气,否则患者可能出现心搏骤停。此时可能需要阿托品(0.6 ~ 1.2 mg静注)。

vii. 包括:眼睛(压迫或牵拉眼部肌肉);牵拉颅内组织;喉镜检查和插管;牵拉颈部组织;牵拉胸腔内组织(如纵隔);牵拉腹腔内容物;扩张宫颈(如吸宫术或刮宫术);直肠扩张。

问题164

164.

i. 心率是多少?

ii. PR间期是多少?

iii. QRS波持续时间是多少?

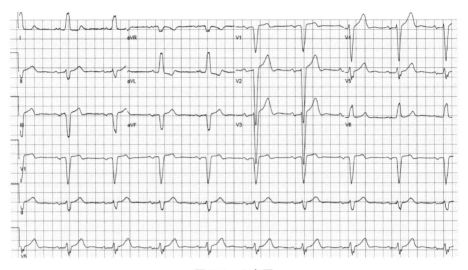

图 164　心电图

iv. 导联 V6：QRS 波群的终电压方向是多少？

v. 肢体导联的电轴方向是多少？

vi. 该 ECG 有什么异常情况？

vii. 该 ECG 是否属于三支阻滞？

答案 164

i. 55 次 /min（相邻 R 波间距略超过 5 大格，用 300 除后得到该数值）。

ii. 大约 6 mm（6 小格，每小格 40 ms），正式测量读数 228 ms，提示 Ⅰ 度房室传导阻滞。

iii. 大约 4 mm（正式测量值 150 ms），提示存在束支传导阻滞。

iv. V6 导联 QRS 波群终电压方向为正向，表示心脏左侧区域发生缓慢去极化，提示存在左束支传导阻滞（LBBB）。

v. 肢体导联的电轴方向偏负，可见 Ⅱ 和 Ⅲ 导联电轴方向为负值（正式测量值 - 44 度），支持 LBBB 诊断。

vi. 最终诊断是窦性心动过缓伴 Ⅰ 度房室传导阻滞，同时伴 LBBB 和电轴左偏。

该ECG不是3支阻滞,而是典型的PR间期延长(Ⅰ度房室传导阻滞),右束支阻滞和左前或左后分支阻滞。前者更常见,常引起电轴左偏,而后者常发生电轴右偏。

165.

i. 女性患者,25岁,车祸后神志清楚,胸骨外侧X线片如图165所示,可发现什么异常?

ii. 你认为她遭遇车祸时系了安全带吗?

iii. 应警惕哪些心脏并发症?

iv. 应注意哪些呼吸系统并发症?

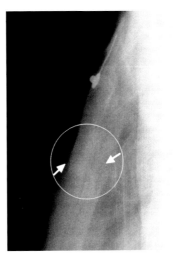

图165 患者胸骨外侧X线片图

i. 胸骨的胸骨柄有错位,提示胸部遭受了剧烈减速伤。

ii. 她可能没有系安全带,除非车辆是以高速度行驶[如112 kph以上(70 mph)]。患者损伤与撞击仪表盘所致损伤一致,如果患者系有安全带则不可能发生此类损伤。

iii. 胸骨损伤可引起心脏挫伤或心包填塞。心脏挫伤表现为心律失常或心功能衰竭。心包填塞的典型表现则为血压低,心音低沉,Kussmaul征(吸气时颈静脉压力反常增加)和ECG出现小的QRS波群。

iv. 如此强度的成人骨折/脱位可引起胸段脊髓损伤,并伴肋骨和胸骨骨折和相关软组织损伤。虽然该患者目前神经功能完整,但其仍面临较大风险,包括肋骨骨折疼痛、肺挫伤、血胸、气胸、连枷胸等诱发的呼吸衰竭,同时尚不能排除其他纵隔结构受损的风险。

问题 166

166.

i. 这是什么切面?

ii. A和B代表哪个腔室?

iii. C表示什么区域?

iv. D和E表示什么结构?

v. F和G表示什么结构?

vi. H处箭头指示的是什么位置?

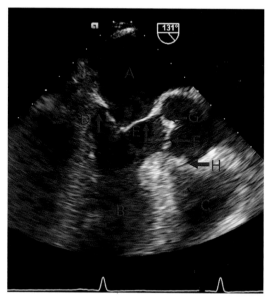

图166　TOE检查图

答案166

i. 经食管中段心脏长轴切面。

ii. A是左心房,B是左心室。

iii. C表示右心室流出道。

iv. D和E分别为二尖瓣的后叶和前叶。

v. F是主动脉瓣右冠瓣,G是左冠瓣或无冠瓣。

vi. H表示右冠状动脉的典型位置。

问题 167

167. 4位患者的血气值见下表,其中患者1和患者3均每天吸烟20支。

表167　4位患者的血气值

指　　标	患者1	患者2	患者3	患者4
pH（H⁺）	7.37	7.35	7.19	7.48
PO_2(kPa)(mmHg)	11.7(88)	8.9(67)	7.8(58)	9.2(69)
PCO_2(kPa)(mmHg)	5.3(40)	6.1(46)	7.6(57)	4.0(30)
HCO_3^-（mmol/l）	28	32	32	28
碱剩余	0	+4	+4	0

i.　假设有其他的诊断证据,哪位患者(患者1或患者3)COPD更严重?

ii.　在COPD漫长的病程中,血气1至3是否代表正常的临床进展?

iii.　患者4可诊断为COPD吗?

iv.　健康人访问丹佛(海拔约1 950 m)后的血气结果是否像4号患者的结果? 为什么?

v.　健康人在更高海拔地区过度通气的原因是什么?

vi.　什么药物可用来改变海拔效应对血气值的影响,其如何发挥作用?

答案167

i.　患者3较患者1患COPD可能更严重,因为患者3有低氧血症和静息状态下高CO_2水平。

ii.　是的,这些变化可能会在数年内发生。在进展性COPD病程中,首先由于V/Q比例失常,在肺部低V/Q比值的部位(通气不足的肺单元),分流会逐步进展并引起缺氧。随着COPD的进展,低氧效应对呼吸的驱动失代偿(译者注:低氧刺激呼吸中枢作用),PO_2持续降低,PCO_2逐步高于正常。随着该过程的持续进展,PO_2进一步下降(由于更多分流),呼吸做功增加并伴PCO_2继续增加超过正常值。

iii.　不能,COPD患者过度通气和低氧血症并不常见。如果患者4存在COPD,那么过度通气的原因要考虑其他因素(如肺炎、败血症)。

iv. 会。由于高海拔地区氧分压较低,健康人的PaO_2将降低并首先引起缺氧,而缺氧将刺激呼吸中枢,从而导致$PaCO_2$降低。

v. 高海拔地区缺氧(低PaO_2)刺激通气,导致过度通气,从而降低$PaCO_2$浓度。

vi. 乙酰唑胺是碳酸酐酶抑制剂,可阻断肾脏生成和重吸收碳酸氢根,导致轻度代谢性酸中毒,从而代偿低氧性过度通气所致的呼吸性碱中毒。

问题 168

168. 正常的CO_2描记图,X轴代表时间,Y轴代表CO_2浓度,如图168所示。

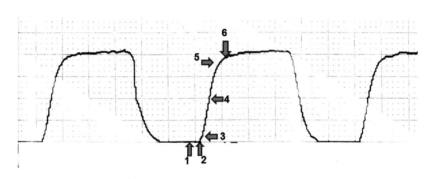

图 168   正常的CO_2描记图

i. 呼气过程从什么时候开始:1,2或3?

ii. 解剖无效腔量全部被呼出在哪个时点:3,4,5或6?

iii. 解释为什么解剖无效腔也称为"序列"无效腔。

iv. 肺泡气体何时到达采样点,肺泡无效腔气体何时到达采样点?

v. 解释为什么肺泡无效腔气体也称为"平行"无效腔。

vi. 解剖无效腔量(序列)会影响呼气末CO_2读数吗? 为什么?

vii. 肺泡("平行")无效腔气体会影响呼气末CO_2读数吗? 为什么?

viii. 肺泡无效腔气体会增加或减少肺泡−动脉血CO_2梯度吗?

ix. 生理无效腔的构成是什么?

i.　呼气过程从1开始。通过采样点的第一组气体是吸入解剖无效腔气体，这些气体是新鲜的尚未被使用的气体，未与肺泡接触，没有携带CO_2。吸气结束时，解剖无效腔中未使用的新鲜气体可被认为是"有用"气体，这些气体与口对口人工呼吸有关，尤其是对于儿童来说存在更大意义。

ii.　解剖无效腔内未被使用的新鲜气体会稀释呼出的肺泡气体，在数字6处提示这些气体已经全部呼出，其后则没有对肺泡气体的稀释。

iii.　每次呼气首先呼出的是解剖气，其次是肺泡气，故命名其为"序列无效腔"。

iv.　肺泡气体在数字2处到达采样点（即一旦CO_2出现在呼出气体中，即肺泡气体已存在）。

v.　肺泡无效腔气体与肺泡气体同时呼出，因此命名为"平行"无效腔。

vi.　解剖无效腔气体在呼气刚开始时就已呼出（连续地，肺泡气体之前），因此不影响呼气末CO_2读数。

vii.　肺泡无效腔气体（含CO_2浓度较低）与肺泡气体同时呼出（平行），从而影响呼气末CO_2浓度。

viii.　肺泡-动脉CO_2梯度增加。

ix.　生理无效腔包括解剖无效腔和肺泡无效腔。许多关于VA/Q比的讨论未区分解剖无效腔和肺泡无效腔，仅讨论生理无效腔。

问题169

169.　男性患者，70岁，拟行大手术，既往有冠心病和心肌梗死病史，其ECG如图169所示。

i.　该ECG显示什么？ 特别注意V2、V3和V4导联。

ii.　描述国际起搏器术语（3个字母代码）。

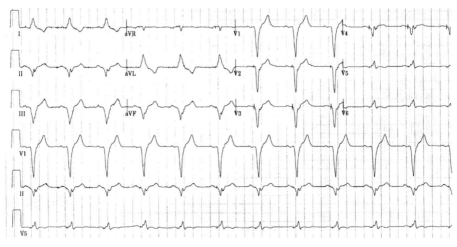

图169　某男性患者心电图

iii.　该起搏器的运行模式是什么（3个字母代码）？

iv.　该患者围术期应接受哪些处理？

答案169

i.　该ECG显示宽大畸形的QRS波，左束支样图形。在每个QRS复合波前均有尖峰，在V2～V4导联最明显，表示在右心室有一个功能正常的心室起搏器。该QRS波形是起搏器在该位置上所应有的表现。

ii.　见下表

第1个字母 （表示起搏心腔）	第2个字母 （表示感知心腔）	第3个字母 （表示对感知的反应模式）
A（心房）	A（心房）	I（抑制型）
V（心室）	V（心室）	T（激发型）
D（心房心室双腔）	D（心房心室双腔）	D（激发抑制型）
	O（无感知功能）	0（无感知功能）

iii. ECG提供有关起搏器模式的信息。每个心室起搏器的钉样信号之前是正常出现的P波，P–R间期均为0.14 s，无明显心房起搏器钉样信号。使用基本的3字母名称表示起搏器类型，这个起搏器采用的是VAT模式。起搏器感知患者的内在P波，然后触发一个心室起搏脉冲。由于起搏器在每一个节律均工作，ECG没有提供关于患者是否有起搏器依赖的信息。

iv. 该患者可能有起搏器依赖。在围术期必须保持起搏器功能，避免电灼造成电干扰。如果以目前模式继续运作，心脏起搏器会将电灼刺激感应为心房或心室电活动。如感知为快速心房活动，起搏器可能产生快速的心室率，达到其内置的上限限制。如果电灼被当作心室活动，起搏器可能被抑制或根本不发生起搏，从而可能导致心搏骤停。因此：

- 手术过程中，应将起搏器重设为VOO（固定速率）模式，使其失去感知功能。
- 紧急情况下，不能重设起搏器时，在电磁干扰起搏器可能被抑制的情况下，将一块磁铁置于起搏器的发生器盒上，即可使起搏器在"固定速率"模式下继续运行。以这种方式使用磁铁，在电磁干扰的情况下，可能导致起搏器不可预知的重新编程。
- 如果有出现起搏器故障的可能性，经皮起搏电极即可作为手术期间一种替代的方法。

问题 170

170. 该患者有长期颈椎（C4水平）骨折病史。

i. 胸片有什么异常（图170a）？

ii. 20 min后再次进行胸部X线检查（图170b），请问期间进行了什么操作？

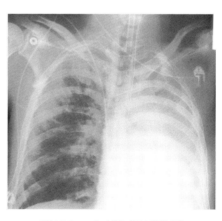

图170a 患者胸部X线片图

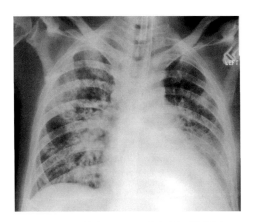

图170b 患者20 min后胸部X线片图

iii. 为什么会发生这种情况？

i. 左下肺部分萎陷并纵隔左移，心脏轮廓不清，左侧隔肌阴影缺失。可见气管插管。

ii. 采用光纤引导支气管镜从左主支气管中取出黏液栓，左肺部分重新复张。

iii. 急性缺氧在急性四肢瘫痪患者中较常见。外伤性瘫痪患者常合并胸部损伤或脂肪栓塞，增加呼吸衰竭风险。这类患者肋间神经麻痹也减少肺活量，仅可依靠隔肌力量呼吸，同时有效咳嗽所必需的腹部肌肉也出现麻痹。

此例患者的支气管痰栓只有豌豆大小，如果是健康情况下可轻松排出，然而不幸的是，患者受伤时误吸海水并发生了肺炎。

高达50%的急性四肢瘫痪患者（C3及以下）需要进行通气支持，可通过无创呼吸辅助或正常插管途径进行。如果患者遭受创伤后仍有自主呼吸，后期一般可逐步撤离呼吸机。脊髓高位受损患者（C2及以上）可能无法自主呼吸，需要长时间机械通气。

171. 女性患者,69岁,有冠心病病史,由于车祸导致骨盆骨折入ICU已12 h。

i. 如图所示,在绿色三腔CVP导管下方插入并被塑料套包裹的黄色导管是什么(图171a)?

ii. 为什么这种装置的使用较前减少?

iii. 在危重患者监测中,为什么混合静脉血氧饱和度(MVO₂)非常有用,这种测量方法被什么方法取代了?

iv. 假设动脉氧合足够,对图171b所描述的MVO₂变化趋势 > 4 h,鉴别诊断是什么?

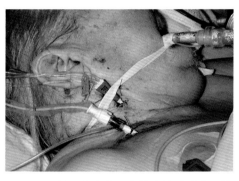

图171a 插入患者右颈内静脉的肺动脉导管

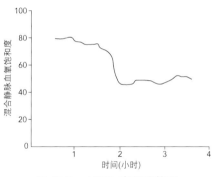

图171b MVO₂变化趋势图

i. 该黄色导管是插入右颈内静脉的肺动脉(PA)导管。PA导管常用于危重患者,导管尖端位于PA内,可同时测量心排血量(CO)和MVO₂,并计算氧气输送和消耗。

ii. 目前已经出现了其他微创方式用于评估CO。插入肺动脉导管可能导致三尖瓣/肺动脉瓣损害、心律失常和肺梗死。TOE和/或微创CO测量

（如lidco，PiCCO）已取代了PA导管。MVO_2测量已大多被中心静脉氧饱和度测量所取代，和MVO_2值非常接近，只需要从中心静脉导管内采样即可。两种饱和度测量所获得的结论相似。

iii. MVO_2代表了整个机体的静脉系统血氧饱和度，通过肺动脉导管直接采样进行精确测量。MVO_2可反映血液在消耗氧气后离开组织的最终结果，代表了动脉氧输送和组织氧耗之间的平衡。

$$氧输送 = CO \times 氧含量（Hb \times 饱和度\% \times 1.34）$$

危重患者如果发生休克或脓毒症，监测MVO_2非常有帮助。发生组织灌注不足时，MVO_2下降。可采取措施促进氧输送（例如检查动脉血氧供是否充足，尝试容量治疗以增加CO，正性肌力支持和/或增加Hb水平，即所谓的"目标导向治疗"，而治疗目标是使MVO_2达到70%甚至更高）。

iv. 如果未出现动脉缺氧，氧气输送必然失败，原因在于低血容量或心室功能障碍引起CO下降，进而导致组织氧供不足。寒战和/或发热或脓毒症可增加氧耗，组织摄取氧增加，从而导致MVO_2减少。

问题 172

172. 自主呼吸的患者，其ECG和动脉血压监测如图172所示。走纸速度为6.25 mm/s（通常走纸速度25 mm/s的1/4）。血压有所变化（即吸气

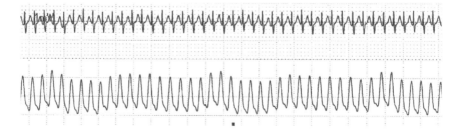

图172　自主呼吸患者ECG和动脉血压监测图

时降低,尽管自主呼吸时胸内负压可增加静脉回流),这种现象被称为"奇脉"。

i. "奇脉"是异常现象(病理)还是正常现象的加重?

ii. 列出自主呼吸引起的吸气负压会降低血压(在自主呼吸的吸气相)的4个原因。

iii. 解释为什么在呼气相(自主呼吸)血压增加。

iv. 可否用自主呼吸引起的脉压变异来衡量容量状态?为什么?

答案172

i. "奇脉"并非异常现象,而是正常现象的加重。

ii. 吸气(自发性)导致正常人血压下降,原因是:① 吸气(自发性)降低胸膜腔内压,增加静脉回流至右心。② 右心充盈增加导致室间隔左移,从而降低左心室顺应性("强直"),因此,在给定的充盈压(左心室舒张末期压力)下,左心室充盈减少,导致每搏量较小。③ 吸气(自主呼吸)增加肺血管床的容积,左心室静脉回流减少(导致每搏量减少)。④ 吸气(自发性)降低肺静脉压,使左心室充盈压力减小(每搏量更小)。

iii. 正常人呼气(自主呼吸)时脉压增加。当上面列出的4个原因逆转,就会发生这种情况。

iv. 这种方法不能接受:① 自主呼吸时,胸内压力波动并不恒定。② 脉压变异用以衡量容量状态的生理机制是基于胸部正压(Valsalva操作),而不是负性压力变化(生理性奇脉)。

问题173

173. ECG和脉搏血氧仪的图像如图173所示。电子监测记录ECG心率为

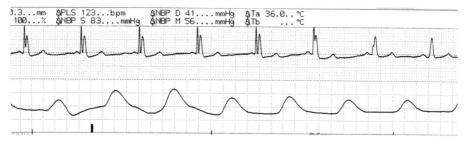

图173　ECG和脉搏血氧仪图

123次/min。

i. 描述并分析心电节律。为什么监测记录心率为123次/min？

ii. 脉搏血氧仪显示的脉率是多少？电子监护仪分别报告心率和脉率，两者为何存在差异？

iii. 为何条带最后的ECG波形不同于早期的图像？

答案173

i. ECG波形最后一个心跳显示，这是正常的窦性节律。心电监护仪将每一次ECG复合波"计数"为两个电脉冲。这种干扰与神经刺激器产生的1 Hz连续刺激（模拟另一个心率，频率为60次/min）有关，且与患者实际心率非常接近，而这两个电脉冲几乎同步并重叠。

ii. 脉搏血氧仪显示脉率是60次/min，可通过计算轨迹上的大格数快速识别（该病例中从一个波峰到另一个波峰有5个大格）。然后用300除以大格数量，得出脉率是60次/min。监护仪所报告的心率是ECG（电脉冲）速率。脉率是脉搏跳动（机械）的节律，可能来源于脉搏血氧仪或动脉血压。

iii. 最后一个ECG复合波是在关闭神经刺激器后记录获得，显示正常的窦性心律。

174. 与肺容量相关的4个参数：补吸气量、潮气量、补呼气量和残气量。

i. 图174中流量−容积环的X轴上，将上述4个肺容积与A、B、C和D所表示的肺容量（区域）相对应。

ii. 流量−容积环上A所代表的肺容量是否实际所测？

iii. 说出3种测量A所代表的肺容量的技术。

iv. 这是一个正常的流量−容积环吗？为什么？

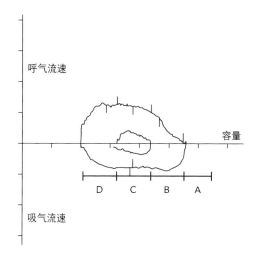

图174　肺容量及相关参数示意图

i. A为残气量；B为补呼气量；C为潮气量；D为补吸气量。

ii. 残气量（A）并非通过流量−容积环所测量。

iii. 残气量的测量可使用：① 氦稀释法。② 全身容积描记法。③ 单次吸入示踪气体（通常为氧气）后的氮气排出试验。

iv. 图174所示流量−容积环是一明确存在气道梗阻的病例（特别是通气数周之后形成的气管狭窄，包括气管切开在内）。

175. 图175患者身上A和B装置
用于监测颅脑损伤。

i. A和B分别是什么?

ii. A和B使用的风险有哪些?

iii. 探讨其临床应用价值。

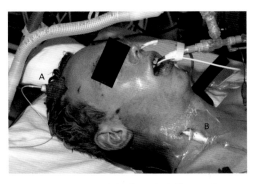

图175 监测颅脑损伤患者的装置示意图

答案175

i. A是颅内压(ICP)监测仪,也称为ICP bolt。如图所示脑实质内光纤传感器,还有其他类型的装置。B是颈静脉球导管。

ii. 这两种设备的共同风险为感染和出血,应由经验丰富的人员在完全无菌技术下置入。

iii. 头部损伤中ICP监测非常重要,可用于识别因急性出血所致的ICP突然增加,也可计算脑灌注压(CPP)。CPP受颅内肿块的影响(例如血肿,脑挫伤或继发于弥漫性脑损伤的广泛脑水肿),头部损伤治疗的目标是保证CPP高于70 mmHg,通过以下公式计算:

$$CPP(脑灌注压) = MAP(平均动脉压) - ICP(颅内压)$$

CPP可指导神经外科医师/重症监护病房医师通过补液和升压药控制MAP。

颈内静脉导管通过与发光二极管相连的光纤传感器测量离开大脑的静脉血氧合情况,工作原理与脉搏血氧仪相同。导管通过颈内静脉逆行放置在颈静脉窦。颈静脉血氧饱和度($SjvO_2$)的正常值是55% ～ 75%。

低$SjvO_2$意味着过多的O_2被脑组织摄取和脑血流(CBF)缓慢。治疗策略包括充分氧合,检查患者头部位置是否正确,以保证充足的动脉血流和促进静脉回流。可通过超声心动图、肺动脉导管或CVP导管监测液体负荷是否足够，并指导安全使用升压药（如去甲肾上腺素），提高平均动脉压以优化脑灌注。

高SjvO$_2$的原因可能在于CBF过量（过度灌注）或细胞死亡引起脑组织代谢活动缺乏。CT可区分这两种情况。"过度灌注"情况下，高ICP和高SjvO$_2$可能需要轻度过度通气，使PCO$_2$降至4～4.5 kPa（30～35 mmHg），以通过血管收缩减少CBF。当PCO$_2$达到最佳，而SjvO$_2$仍然较高时，可使用镇静药抑制代谢活动。

虽然导管可检测到全脑缺血，但可能无法检测局灶性缺血，应谨慎解读正常或增高的颈内静脉血氧水平。

问题 176

176. 为什么"生理盐水"（图176）既不正常也不生理，列出17个原因。

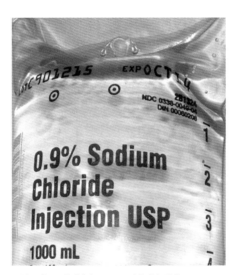

按照《美国药典》每100 mL液体含氯化钠900 mg。pH5.0（4.5～7.0），钠154 mEq/L，氯154 mEq/L，摩尔渗透压浓度308 mOsmol/L（CALC），无菌无热源，单剂量包装

图176　0.9%氯化钠注射液（美国药典）

- "正常"溶液每升含有1 mol物质。在化学中,假定NaCl完全解离,NaCl的正常溶液是0.5 mol。生理学分离约每摩尔1.7离子,所以正常NaCl是1/1.7 = 0.588 mol,约为医用生理盐水浓度0.154 mol(或154 mmol/L)的4倍。当量浓度用符号"N"表示单位"mol/L",有时也使用符号"Eq/L"。尽管如此,医疗报告中使用mmol/L(= 0.001 N)表示血清浓度的现象仍然存在。
- 生理盐水含有0.9%的NaCl,为高张溶液,而0.83%的NaCl溶液为等张液。
- 生理盐水(在20 ℃)的渗透压浓度为308 mmol/L,其与正常生理性渗透压285 mmol/L相比高渗。
- 生理盐水没有生理性胶体渗透压。
- Na^+浓度为154 mmol/L,高于生理浓度。
- Cl^-浓度为154 mmol/L。
- 生理盐水会引起肾脏H^+排泄减少,从而导致高氯性酸中毒。
- 包装袋中生理盐水的pH为6.5 ~ 7,因为不包含任何H^+离子,所以不会导致酸中毒。
- "生理盐水"没有任何缓冲作用。
- 据说含有"负的自由水",提示必须在高渗溶液中加入水以使其变成等渗溶液。
- "生理盐水"导致H^+滞留,例如,可用于治疗因幽门梗阻伴发喷射性呕吐所导致的碱中毒。
- "生理盐水"导致K^+滞留,因此可用于治疗低钾血症(特别是合并低钠血症时)。
- "生理盐水"产生渗透梯度,例如可通过血−脑屏障。
- 袋中生理盐水完全电离,但在血液中只有部分电离。
- 不包含任何钙离子。
- "生理盐水"不包含任何K^+。
- 可列举出许多"正常生理盐水"所不含有的成分。

177. 图177显示动脉BP波形的压力曲线。受试者正在对压力表(如水银血压计)吹气。4个阶段被标记为阶段1、2、3和4。

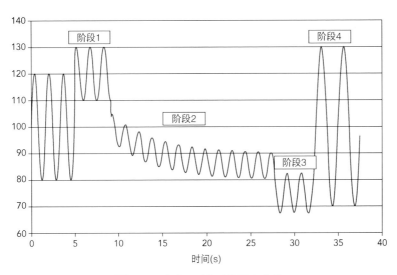

图177　动脉BP波形的压力曲线

i. 该动作叫什么?

ii. 该动作通常需产生多少压力?

iii. 该动作每个阶段的生理原因是什么? 尤其是解释为什么血压最初升高,即使胸膜内压升高会降低静脉回流。

iv. 患者呼吸产生负压时,该动作叫什么?

答案 177

i. Valsalva动作。

ii. 经典的做法是,受试者做对抗阻力吹气,40 mmHg压力维持30 s。

iii. ● 第1阶段与胸腔内压力增加有关，导致左心室内压力增加，进而引起血压升高和每搏量增加。心脏也能有效做功以对抗输出负荷的降低（低阻力）。

● 第2阶段是由于胸内压力增加导致静脉回流（前负荷）减少引起。在第2阶段后期（计划、部分、阶段），外周静脉收缩以促进静脉回流。动脉血管收缩（后负荷）也增加以维持血压。

● 第3阶段是由第1阶段现象逆转引起：高胸膜腔内压作用于左心室引起的额外益处消失后，左心室做功以对抗（面对）输出负荷的有效增加和BP的下降，同时也导致每搏量减少。

● 第4阶段是由于静脉收缩导致静脉回流增强引起。BP上下波动，代偿机制找到新的平衡点。

iv. Mueller动作。

问题 178

178.

i. 图178a、b是何种疾病？

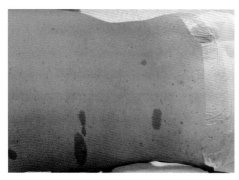

图178a 罹患冯·雷克林霍森
神经纤维瘤病图

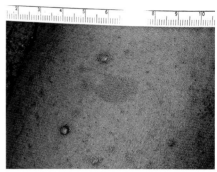

图178b 患者凸起病变图

ii. 这些皮肤损伤是什么？

iii. 该情况何种组织受到影响?

iv. 该疾病对于麻醉有何意义?

i. 该患者罹患冯·雷克林霍森神经纤维瘤病(神经纤维瘤病Ⅰ型)。

ii. 图178a显示平坦均匀的淡褐色斑点,称为Café-au-lait斑,大小从 0.5～20 cm不等,并且可出现在任何部位皮肤表面。直径大于1.5 cm 的斑点且不少于6个是6岁以上儿童和成人神经纤维瘤病的主要证据。 图178b中凸起病变是神经纤维瘤。

iii. 神经纤维瘤病主要对神经外胚层来源的组织造成损伤,包括神经纤维 瘤、丛状神经纤维瘤、视神经胶质瘤及脑和脊髓的星形细胞瘤,错构瘤和 脑膜瘤也可能出现。虽然该疾病为常染色体显性遗传,但可能直至儿童 早期或成年人才出现临床表现。

iv. 麻醉科医师可能在患者因其他原因拟行手术治疗时偶然遭遇这些肿瘤, 或者手术本身计划切除皮肤疼痛肿块、椎管内或颅内肿瘤。这些肿瘤可 在颅内或沿神经发生,可能伴随颅内占位效应和/或椎管内病变或肿瘤。 选择蛛网膜下腔和硬膜外腔阻滞麻醉时应谨慎。相关的异常是脊柱侧 弯、嗜铬细胞瘤、肾动脉狭窄、肺纤维化、梗阻性心肌病或骨纤维异常增 殖症。

179.

i. 乳酸林格液(LRS)含有哪些阳离子和负离子,其浓度分别为多少?

ii. 哈特曼溶液含有哪些阳离子和负离子,其浓度分别为多少?

i. LRS-SI单位制：钠离子130 mmol/L；钾离子4 mmol/L；氯离子109 mmol/L，钙离子1.5 mmol/L；乳酸28 mmol/L；渗透压273 mmol/L（US单位制：钠离子130 mmol/L；钾离子4 mmol/L；钙2.7 mmol/L；乳酸28 mmol/L；渗透压273 mmol/L。）

ii. 哈特曼氏溶液SI单位制：钠离子131 mmol/L；钾离子5 mmol/L；氯离子111 mmol/L、钙离子2mmol/L；乳酸29 mmol/L；渗透压273 mmol/L（美国单位制：钠离子131 mmol/L；钾离子5 mmol/L；氯离子111 mmol/L；钙离子4 mmol/L；乳酸29 mmol/L；渗透压273 mmol/L。）

问题180

180. 林格溶液（LRS）既不正常也不生理，列出16个原因（注：有超过16条理由，也适用于哈特曼溶液，仅略有不同）。

答案180

- 正常溶液每升溶液中含有1 mol物质（即含有较高浓度的溶质）。
- LRS含有25 mmol/L乳酸。正常值上限为2 mmol/L。
- 容量渗透摩尔浓度（在20 ℃时 mmol/L——温度依赖性）较低。
- 重量渗透摩尔浓度（mmol/kg——温度非依赖性）较低。
- 无胶体渗透压成分。
- Na^+浓度为130 mmol/L，低于生理浓度。
- Cl^-浓度较高，但在生理范围内。

- LRS含有乳酸钠,乳酸在3～4 h后经肝脏代谢(正常肝灌注和正常温度)导致碱中毒。
- 袋中溶液pH为6.5。然而,LRS不会导致(或加重)酸中毒,因为其不含H^+离子。术语"乳酸性酸中毒"实际上是一种"氢乳酸酸中毒",即氢离子增加引起酸中毒。
- LRS没有明显的缓冲能力。
- LRS为低渗,含有阳性的"游离水"(略低于100 mL/L的LRS)。"游离水"的概念表明需要除去水以产生等渗溶液。
- LRS含有的Ca^{2+}浓度高于血液。使用盐水—腺嘌呤—葡萄糖—甘露醇(SAGM)溶液存储的红细胞之前,如果抗凝剂柠檬酸盐与LRS中的钙混合,会导致红细胞"凝集"。在加工浓缩细胞之前,柠檬酸盐可用于供体全血的采集,但加工后柠檬酸盐残留物甚微,因此,LRS与输血兼容。
- LRS产生渗透梯度。例如,游离水趋向于穿过血—脑屏障,从而增加颅内压(ICP)。
- LRS不包含任何HCO_3^-。
- LRS黏度低于血液和血浆。
- 由于游离水的渗透过程,重量渗透摩尔浓度低于生理值,LRS会增加ICP。可能与临床大剂量输液和/或ICP增高有关。

问题181

181. 何种共同病理变化会导致图181a、b两个不同的CT扫描表现?

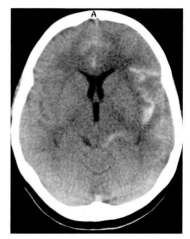

图181a　CT扫描显示蛛网膜下腔出血

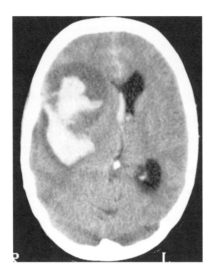

图181b　CT扫描显示创伤后大脑
中动脉供血区域大量出血

答案181

两个病例均发生蛛网膜下腔出血。图181a显示泛发性蛛网膜下腔出血，可能继发于以下一种或多种情况：高血压危象、动脉瘤破裂或动静脉畸形破裂。图181b显示创伤后大脑中动脉供血区域大量出血，同时伴有脑水肿和显著的中线移位。

问题182

182.

i.　病例181中患者可能的临床表现有哪些？

ii.　该情况下的并发症有哪些？

i.　这两名患者通常会突然发病,严重头痛。图181a患者可能出现假性脑膜炎症状,可能有癫痫发作,因为该CT扫描图像并未显示颅内压升高(ICP)的迹象,患者症状更可能由蛛网膜下腔出血的刺激作用所致。图181b患者出现ICP升高、局灶性神经功能缺损和意识水平改变的表现。

ii.　这两种情况导致的直接并发症严重,死亡率预计为10%,包括:① 颅内血肿引起ICP增高。② 脑水肿导致ICP增高。③ 再出血。④ 癫痫。⑤ 神经源性肺水肿。⑥ 心肌梗死/缺血。⑦ 心律失常。⑧ 高血压或低血压。因素⑤～⑧与出血时发生明显的交感神经功能改变有关。

后续并发症包括:再出血;血管痉挛,可能导致严重的神经损伤(通常在蛛网膜下腔出血后4 ～ 10 d出现);脑梗死;脑水肿;胸腔感染;电解质异常(脑盐耗综合征,或不常见的抗利尿激素异常综合征或糖尿病性尿崩症)。

问题183

183.　女性患者,56岁,非急诊腹腔镜胆囊切除术后6 h出现脸色苍白、外周冰冷,血压75/45 mmHg,脉搏90次/min,呼吸空气情况下氧饱和度为92%。主诉严重胸痛、恶心和腹部不适。已经开始高流量吸氧,目前氧饱和度为100%。开始输注林格液500 mL液体复苏。ECG如图183显示。

i.　可能发生了什么?

ii.　氧气的使用方法是否正确?为什么?

iii.　如何处理此类临床问题?

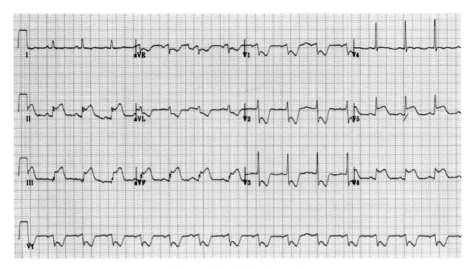

图183　某女性患者心电图

答案183

i. ECG显示早期急性下侧壁心肌梗死（AMI）（即II、III、aVF、V5和V6导联ST段抬高，aVL和V1~V3导联ST段压低）。

ii. 吸氧恰当（因为初始O_2饱和度≤94%，但患者目前处于高氧状态）。理论上讲，因为可发生冠状动脉收缩，扩大心脏缺血区域，因此吸入高浓度氧有害。高氧也可能在AMI局部灌注区产生无氧自由基，从而导致组织损伤。94%～98%饱和度最佳，因此应降低氧浓度并查找最初出现缺氧的原因（例如肺水肿/肺炎）。

iii. 即时给予阿片类镇痛药静注和阿司匹林（300 mg咀嚼）治疗。ECG对正确诊断至关重要。必须请心脏科医师进行紧急会诊，因为可能需要行血管造影和经皮冠状动脉介入术。心脏病专家也可能建议加用抗血小板治疗（氯吡格雷600 mg）。应停止液体复苏。检测基础肌钙蛋白，6 h后再次检测。基础肌钙蛋白升高超过参考值上限（URL），且6 h后上升20%及ECG阳性，可诊断为AMI。如果基础肌钙蛋白低于URL，上升＞50%可确诊AMI。本患者病情并不稳定，需要紧急心脏治疗。近期手术史是溶栓治疗的禁忌证。血管再通术,仅在具有血管造影条件和有经验医务人员的医院中方可进行,可预防永久性心脏损伤。强心剂增加受损心脏做功,即使短期使用也可能有害。

184. 女性患者,56岁,既往体健。突发左耳失聪,MRI扫描结果如图184所示。

i. 红色箭头所指,该MRI扫描显示有什么异常?

ii. 对于这种病变的开放性切除,术中麻醉应注意什么?

iii. 该患者术后如何管理?

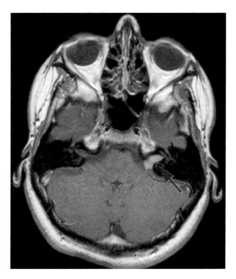

图184　患者MRI扫描图

i. 前庭神经鞘瘤(以前称为听神经瘤)。

ii. 必须考虑以下因素:

- 长时间手术存在低温和压疮风险。
- 颈部屈伸和旋转可导致ET导管扭曲。摆放患者体位期间颈部弯曲,可能导致导管向下移动。
- 外周神经麻痹,特别是坐骨神经和臂丛神经。
- 患者体位可能为俯卧位、沙滩椅位或坐位。坐位可有更好的手术入路并能改善术野血液引流,但增加静脉空气栓塞与体位性低血压的风险。摆放体位前给予充足的血管内容量治疗,可预防体位性低血压。

- 术中需刺激面神经以辅助手术操作,因此在气管插管时使用初始剂量的肌松药后,后续不再使用。
- 可能出现心律失常,特别是牵拉脑干导致的严重心动过缓或心搏骤停。使用阿托品可能消除脑干损害所引起的相关症状。患者术前可能存在延髓性麻痹。
- 麻醉苏醒应平稳。

iii. 良好的术后管理包括:
- 呼气末-动脉血CO_2压力差正常,患者体温正常并排除延髓性麻痹,可以拔除气管导管。
- 在重症监护病房严密监测患者呼吸、心血管和神经系统功能。
- 术后应避免高血压,因为可能增加后颅窝血肿发生的可能性。
- 需要使用大剂量止吐药。

问题 185

185.

i. 图185是什么?

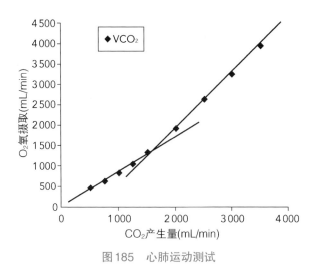

图185 心肺运动测试

ii. VO$_2$和VCO$_2$表示什么意思？

iii. 交叉线的意义是什么？

iv. 对于70 kg的49岁男性，是否有病理性改变？

i. 该图来自心肺运动测试（CPET）。通过该技术可测量氧摄取量和CO$_2$生成量。

ii. VO$_2$代表氧摄取量；VCO$_2$代表CO$_2$生成量。

iii. 两线交叉点表示，与VO$_2$相比，VCO$_2$增加的相对速度发生变化。表明，因为已经存在明显的无氧代谢，相对于氧气消耗，CO$_2$产量增加。这通常发生在最大耗氧量的40%以上。该患者发生在1.5 L/min（最大耗氧量的49%）。

iv. 该患者体重为70 kg，其正常的无氧代谢阈值为21.4 mL/（kg·min）。年龄高达80岁且无氧代谢阈值低于11 mL（kg·min）的患者，大手术后心血管并发症的风险高，特别是合并有缺血性心脏病时。年龄超过80岁的患者，其无氧代谢阈值更低，因此其结果更难解释。

186. 如图186a显示两个标准的ET导管（7.5 mm和8.0 mm）及左侧双腔ET导管（39FG）。成年男性患者行腹部手术时，插管通常选用8 mm的ET导管，而需单肺通气的肺部手术（如肺叶切除术），则选用39FG的双腔ET导管。

i. 8 mm尺寸是如何实际测量的（即测量的8 mm距离是从哪里到哪里）？

ii. 单位"FG"（又称"F"）表示什么？列举缩写及量度单位（即39FG是从哪里到哪里测量的）。

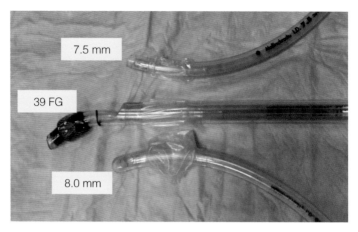

图186a　标准的ET导管（7.5 mm和8.0 mm）及左侧双腔ET导管（39FG）

答案186

i. 8 mm是指ET导管内径（ID）。测量从一侧的内壁到另一侧的内壁（图186b）。

ii. FG是法国测量单位的缩写。FG是外周周长，用mm表示。39FG导管的外周直径为13 mm。计算时，外周周长除以圆周率（π），或近似除以3，得到外周直径。

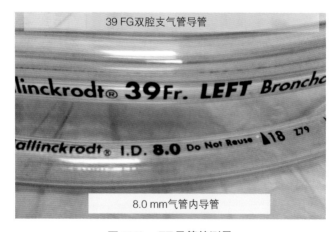

图186b　ET导管的测量

187. 请绘出一个传统麻醉循环呼吸系统（"循环系统"），并指出以下每项（成分）的位置。

   a. 新鲜气体流量入口。

   b. 吸气端单向阀。

   c. 呼气端单向阀。

   d. 与患者相连的 Y 型接口。

   e. 连接到吸入端和呼出端的连接器：e1 为麻醉储气囊和压力安全阀（APLV = 可调限压阀）；e2 为呼吸机。

   f. 碱石灰吸收器。

   g. 手动通气和控制通气的转换开关。

   h. 压力安全阀（APLV）。

   i. 麻醉储气囊。

   j. 呼吸机。

查阅答案之前，通过图187a查看你的图画。

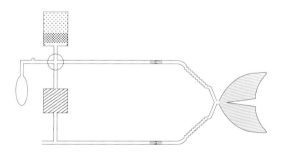

图187a　**未完成的传统麻醉循环呼吸系统**

a ～ j 如图 187b 所示。

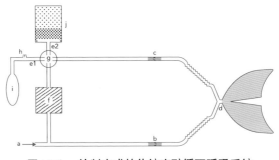

图 187b　绘制完成的传统麻醉循环呼吸系统

a. 新鲜气体流量入口。

b. 吸气端单向阀。

c. 呼气端单向阀。

d. 与患者相连的 Y 型接口。

e. 连接到吸入端和呼出端的连接器：e1 为麻醉储气囊和压力安全阀
（APLV = 可调限压阀）；e2 为呼吸机。

f. 碱石灰吸收器。

g. 手动通气和控制通气的转换开关。

h. 压力安全阀（APLV）。

i. 麻醉储气囊。

j. 呼吸机。

问题 188

188. 图 188a 显示 ECG（上图）和动脉压力波形（显示血压低）。记录显示出现一次压力增高现象，之后压力突然下降。图

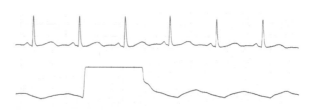

图 188a　ECG 和动脉压力波形

188b 显示动脉压力波形，其中动脉导管扭曲（"阻塞阶段"），然后阻塞解

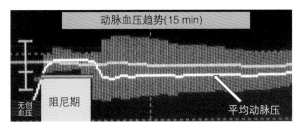

图188b　动脉压力波形

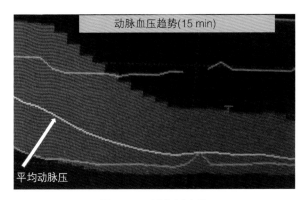

图188c　低血压事件

除,之后再次逐渐阻塞。图188c显示发生低血压事件。

i. 如图188b中"阻尼周期",动脉测压显示收缩压非常低,如何通过pop试验(冲洗试验)区分真正的低血压和动脉通路过阻尼现象,以及通过舒张压和平均血压趋势区分真正的低收缩压和具有低收缩压假象的阻尼波形?

ii. 解释图188a所示的pop试验(冲洗试验)。

iii. 描述与动脉通路过阻尼相关的"阻尼"概念。

iv. 列举动脉通路过阻尼的原因。

v. 设定一个极限/过量的阻尼量,血压值将接近什么?

答案188

i. pop试验(冲洗试验)通过动脉冲洗后波形缓慢回到基线,用于检查动脉通路是否过阻尼。通过舒张压的变化趋势发现,舒张压增加的同时,收缩压下降(图188b,箭头)。平均动脉压则并未出现下降,与预期相符,发生真正的低血压。当发生真正的低血压事件时,关于血压的3个测量值(收缩期、舒张期和平均值)均将下降(图188c)。

ii. 显示在没有振荡的情况下,生理血压描记图和数值恢复速度非常缓慢。表示过度阻尼动脉通路。

iii. 动脉通路过阻尼,且没有振荡波的情况下,压力曲线缓慢恢复,可诊断阻尼现象。

iv. 动脉通路过阻尼最常与通路中存在较大气泡有关,会导致非常低的自然频率响应。其他常见原因是动脉通路阻力增加,如通路扭结和/或由于血块引起通路部分阻塞。

v. 当动脉通路阻塞时,收缩期偏移减少,导致假性收缩压降低;舒张期偏移也减少,但会导致假性舒张期血压升高。这两种现象出现在图188b(阻尼期),脉压变窄。假设出现极端阻尼,平均动脉压实际通过仪器确定,且为近似值:通过一个过滤器,抑制并消除任何血压电压的偏差,因此只能测量平均动脉压。

问题189

189. 患者于坐位下接受手术。心前区多普勒监测出现声音变化,同时呼气末CO_2低($ETCO_2$)(图189a)和血氧饱和度下降(图189b)。动脉通路(最初阻尼)显示血压正常(图189b)。

i. 这些变化提示什么?

ii. 此事件中为什么$ETCO_2$浓度降低?解释其潜在的生理学原理。

iii. 这种情况下,从右心房能否吸出大量空气?右心室进入大量空气时,多普勒声音发生什么变化?

iv. 列出能检测到气体(空气)栓塞的监测方法,并按照敏感性由高到低排序。

v. 列出与空气(室内空气)栓塞相关的解剖部位(和/或手术)。不包括高压空气/CO_2导致的栓塞,如腹腔镜手术。

vi. 为什么静脉系统的气体栓塞会导致动脉系统卒中?

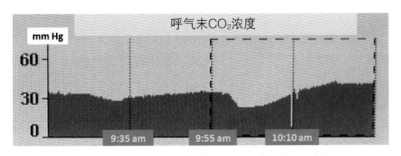

图189a　心前区多普勒监测图显示呼气末CO_2低

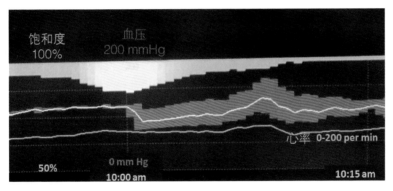

图189b　心前区多普勒监测图显示血氧饱和度下降,血压正常

答案189

i. 发生空气栓塞,导致心音低钝,心排血量显著下降,因此$ETCO_2$消失。

ii. 少量气体(空气和/或CO_2)进入血管,气泡破裂,阻塞肺动脉小分支和毛细血管前括约肌。毛细血管血液流向下游肺泡受阻,导致肺泡(又名"平行")无效腔。这种类型无效腔中的气体与肺泡气同步呼出,稀释肺泡气体平台,并增加呼气末与动脉血的CO_2梯度。

iii. 有空气栓塞的体征,但动脉血压仍正常,因此并没有发生"气体栓塞",

右心房不太可能存在大量空气,此时不会听到气体栓塞典型的"磨轮样杂音"。

iv. ① 经食管多普勒。② 心前区多普勒。③ 呼气末氮气压力(ETN$_2$–要求患者仅吸入氧气以发现质谱仪上氮气张力的小幅增加)。

肺动脉压、二氧化碳图(ETCO$_2$)、心排血量、CVP、饱和度、BP和ECG上右心室张力等方式监测空气栓塞,并不敏感。

v. 开颅手术(坐位、俯卧位和仰卧位);置入分流器(如脑室腹腔分流术);置入中心静脉导管(例如CVP);颈椎手术(坐位和俯卧位);胸椎和腰椎手术(俯卧位);子宫(子宫切除术和剖宫产术);肝脏手术;矫形外科手术(关节置换术,假体植入术);耳鼻咽喉科手术(坐位,头高位和仰卧)。

vi. 两种可能的机制是:

- 车祸死亡受害者的尸检研究显示,28%的患者有"探针卵圆孔未闭"即卵圆孔未解剖学关闭("融合"),但由于左心房压力较高,形成"生理上"闭合。右心房压力增加时(如咳嗽、Valsalva动作,反复气栓导致的肺动脉高压),可导致右心房压力超过左心房,发生反常性气体栓塞。
- 气体栓子也可通过肺部解剖分流。

问题190

190. 女性患者,拟行胆囊切除术,其常规CXR片如图190所示。患者主诉存在背部放射痛,与吞咽困难有关,且偶尔会有食物反流至喉咙。患者家属忽略了她的这一主诉,坚持认为其患有胆结石,因为腹部超声检查阳性。

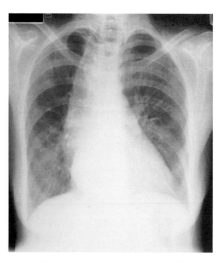

i. 该患者患有何种疾病?

图190 **患者常规胸部X线片**

ii. 哪些疾病和该情况类似？

iii. 麻醉科医师为什么需要关注该患者的X线片和病史？

iv. 胆结石是病理性的吗？

答案190

i. 贲门失弛缓症。

ii. 虽然该患者主诉症状为典型的贲门失弛缓症，但胃炎、胆囊炎或食管肿瘤也可能导致这些症状。

iii. CXR片清晰显示存在食管扩张，其危险性在于，麻醉诱导时，可能发生食道上段内容物（分泌物或未吞咽的食物）误吸，造成肺部严重污染。需要采取快速顺序诱导，以防止食管内容物误吸。

iv. 40岁以上的成年人中有30%患有胆结石，可能仅偶然发现，并非一定是病理性。病理性胆结石一般出现典型的右侧肋下疼痛并放射到同侧肩膀或肩胛骨之间。

问题191

191.

i. 正常成年患者声带至隆突的距离是多少？

ii. 标准ET导管（图191中，下方ET导管）的斜面在哪个方向？

iii. 使用弹性树胶探条或ET交换器辅助困难气管插管过程中，ET导管的斜面可能产生什么问题？

iv. 为什么"Parker"ET导管（图191中，上方ET导管）尖端弯曲且斜面指向后方？

v. 为什么部分ET导管的套囊附近有两条线？

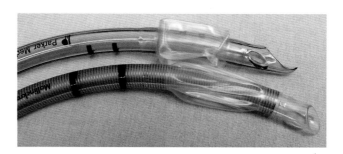

图 191　"Parker" ET 导管（上）与标准 ET 导管（下）

答案 191

i.　从声带到隆突的距离通常约 10 cm。

ii.　斜面指向左边，意味着"尖点"指向右边。

iii.　使用探条或换管器推进导管时，右侧的"尖点"可能挂在右侧声带上。

iv.　"Parker" ET 导管尖端斜面指向后侧，且尖端向后弯曲。如此设计，导管尖端会"倚靠"在导引器、探条或导管交换器的前侧，而不会碰到右侧声带。

v.　两条线是制造商对插管后声带位置的建议。

问题 192

192.　研究人员使用标准化的 CO_2 生产条件，在患者模拟器上测量碱石灰耗尽的时间（以分钟计）。研究者使用各种碱石灰进行了 5 次实验，获得下表数据。

表 192a　碱石灰模拟标准检测表（待完成）

公司	碱石灰持续时间（min）					平均数	中位数	众　数
A	478	504	504	513	516			
B	491	492	505	505	512			
C	484	485	490	508	508			

公司A声称,经测量所得的平均数可证明,其碱石灰持续时间最长。

公司B计算了三组中位数(中间值),声称其产品持续时间最长。

公司C计算了每种碱石灰的众数(最常出现),声称其产品持续时间最长。

i. 计算每组数据的平均数,中位数和众数。

ii. 哪个公司的说法正确?

iii. 研究之前,研究人员应做些什么来避免这种"搜索或钓鱼",以便对其数据进行最佳统计测试?

iv. 这些持续时间的差异是否与临床相关?

v. 研究之前,依据临床相关差异,研究人员应做些什么?

答案192

i. 见下表:

表192b　碱石灰模拟标准检测表

公司	碱石灰持续时间(min)					平均值	中位数	众数
A	478	504	504	513	516	503	504	504
B	491	492	505	505	512	501	505	505
C	484	485	490	508	508	495	490	508

ii. 理论上讲,每个公司"最佳"的说法均正确:根据每家公司所引用的测量值,确实可认为其产品是"最好的",且持续时间最长。

iii. 理想情况下,研究人员应进行初步研究,检查数据的分布情况(是否正态分布),并在进行研究之前,选择适当的统计检验方法。

iv. 就总持续时间而言(比如持续时间以百分比或分数表示),差异似乎非常小。

v. 理想情况下,进行研究前,研究人员首先应明确,什么情况下属于作用持续时间的临床相关差异具有统计学意义。这样的临床相关差异可能比较随意或基于文献（如果存在）。注意：即使差异可能具有"统计学意义"，但这种差异可能并不一定具有"临床相关"或"临床意义"。

问题193

193. 某医学研究者认为，多数手臂和下肢骨折的患者比枪伤患者矮，并希望验证该假设。在一家小医院，手臂骨折和枪伤患者的身高分布显示如图193。

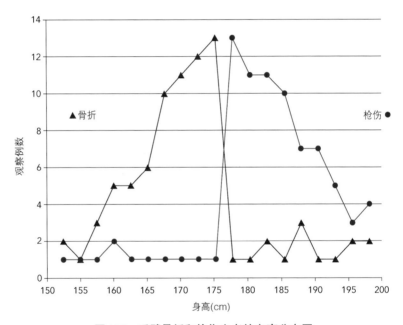

图193　手臂骨折和枪伤患者的身高分布图

i.　数据是否正态分布？

ii.　如果医院位于马术比赛和警察兵营之间，数据是否可能存在选择性偏倚？

iii.　这些数据属于等距数据，采用Student's t检验检测骨折和枪伤患者的身高是否存在差异，结果无统计学差异。使用Student's t检验方法是否恰当？为什么？使用Student's t检验前，给出3个必要的要求。

iv.　Mann-Whitney U检验（或其他非参数检验）是否适合本数据？为什么？

i.　该图显示骨折患者身高峰值为175 cm,身高更高者极少。该图还显示枪伤患者身高多超过178 cm,只有少数身高较矮。该数据并非正态分布,属于偏态分布(左和右)。

ii.　是的,最有可能是选择偏倚。来自赛马场的骑师更矮小,骨折更多;而来自军营的警察往往更高大,枪伤更多。骑师可能偶尔发生枪伤,而警察偶尔发生骨折。

iii.　因为该数据并非正态分布,采取Student's t检验并不恰当。满足Student's t检验的必要条件/要求包括:正态分布,区间数据,数据满足方差齐性(分布),独立变量(除了配对t检验)。

iv.　Mann-Whitney实验也称为非参数检验(即如果数据不是正态分布也适合该方法)。该检验将测试组从小到大(或从大到小)排列,并在第二个条件(枪伤)发生之前测试第一个条件(骨折)的发生次数。从数据分布看,显然,与枪伤者相比,多数骨折确实发生在更矮患者中,差异具有统计学意义。不应选择Student's t检验,其无法识别两组间的统计学差异。

问题194

194.　图194为54岁男性供体肾脏,计划移植给配型合适的受体。手术镊夹住肾动脉和静脉。除了为两名患者提供安全有效的全身麻醉:

i.　哪些与供体相关的术中管理,可最大限度地提高移植成功率?

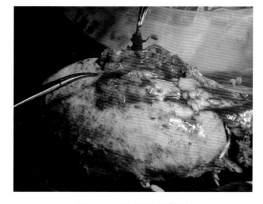

图194　**计划移植肾脏**

ii. 如何进行受体的术中管理,以最大限度地提高器官移植成功率?

答案194

i. 供体应健康,肾功能正常。麻醉管理可分为:

- 液体。术前应至少静脉输入1 L液体以促进尿液输出,且术中应静脉输注晶体(通常是哈特曼溶液)3~4 L,达到液体正平衡。食管多普勒超声也可用于优化灌注。肾脏切除后,应停止液体负荷,以防止供体容量超负荷。

- 维持供肾的良好灌注压。应建立动脉压力监测,确保平均动脉压不低于70~80 mmHg,因为低于此水平肾灌注可受到不利影响。

ii. 受体的麻醉管理应集中在:

- 液体。中心静脉置管必不可少,应尽量将CVP水平控制在7~10 mmHg,以确保移植肾的最佳液体负荷。使用经食管多普勒也可进一步辅助液体管理,优化移植肾所需的心血管环境。如果患者术前即出现脱水,可能需要输入大量生理盐水(2~3 L)。不应使用哈特曼溶液,因为其含有钾,在移植肾恢复功能前,可能引起术后血钾升高。

- 肾小管辅助。输注甘露醇[12.5~25 g(125~250 mL 10%溶液)]有助于改善肾灌注,促进自由基清除并促进移植肾的利尿作用。

- 免疫抑制。供体肾植入后应尽早开始。术中可使用钙依赖性磷酸酶抑制剂巴利昔单抗或达克珠单抗(为了诱导免疫抑制),并给予免疫抑制性激素(例如甲基泼尼松龙)。

- 管路。不鼓励建立动脉通路,应尽可能保持患者动脉树完整。如果移植失败,需要建立动静脉分流进行透析。外周静脉管路或血压计袖带不应放置在已建立瘘管同侧肢体。

195.

i. 描述重症肌无力（MG）的基本生理学原理（图195，来源于《*Browse's Introduction to the Symptoms & Signs of Surgical Disease*》，第五版，2014，获得转载授权）。

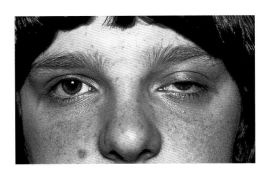

图195　重症肌无力患者面部图

ii. 为什么理解MG的生理学基础对麻醉至关重要？

iii. MG有哪些症状？

iv. 有哪些治疗药物？

v. 有什么检查可协助诊断？

答案195

i. MG是一种神经肌肉接头部位（NMJ）遗传解剖异常或获得性免疫异常所引起的神经肌肉接头传递障碍。肌肉突触后膜解剖变形，或其抗体破坏，乙酰胆碱（ACh）效能降低，神经冲动减少。

ii. 肌肉松弛剂（和拮抗剂）影响NMJ的ACh水平，应避免用于肌无力患者，以免出现长时间/危险的肌肉阻滞。应尽可能使用区域或局部麻醉。可使用没有肌松剂的"深"吸入麻醉，但吸入麻醉剂产生肌肉松弛的剂量时，将导致心血管抑制。如果必需使用肌松剂，围术期需使用神经刺激器监测神经肌肉传导。不应使用拮抗剂，因为其干扰肌肉终板ACh水平，且效果无法预测。对于肌无力患者，应延长术后通气时间。

iii. MG常表现为眼征（上睑下垂或复视——通常为单侧）（66%的病例）或

口咽肌无力(咀嚼、吞咽或说话困难)(16%),但肢体无力罕见。随时间推移症状加重,或者疲劳、情绪不稳定、全身性疾病(特别是病毒感染)、甲状腺功能减退或亢进、妊娠期、月经周期、使用影响神经肌肉传导的药物和体温增加,均可加重其症状。15 ~ 20年后,肌无力可能会变得固定,伴肌肉萎缩。

iv. MG无法完全治愈。胆碱酯酶抑制剂(如溴吡斯的明/新斯的明)抑制胆碱酯酶在胆碱能突触水解ACh,使ACh在神经肌肉接头部位聚集,并延长其效果。类固醇可显著改善病情,硫唑嘌呤、环孢素或环磷酰胺为二线治疗药物,但可导致免疫抑制。血浆置换和静脉注射免疫球蛋白有利于手术前短期缓解症状。

v. 依酚氯铵试验可协助诊断。静注依酚氯铵可改善肌无力症状。肌注新斯的明,具有较长持续时间,部分患者可能有效,对于静注依酚氯铵后因作用时间太短而无法观察效果的儿童尤其适用。肌电图和重复神经刺激(RNS)可用于诊断,多数重症肌无力患者(60%)手部或肩部肌肉RNS反应显著降低。

问题 196

196. 对于没有新鲜气体流量补偿的经典麻醉机:

i. 麻醉机没有"新鲜气体流量补偿"是什么意思?使用图196进行解释。

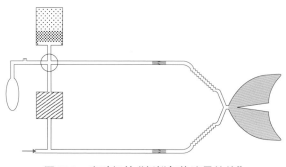

图196 麻醉机的"新鲜气体流量补偿"

ii. 列出在呼吸机设置方面3个可能的改变,和可能改变新鲜气体流量对潮气量影响的其他设置。

iii. 呼吸机"容量模式",缺乏新鲜气体流量补偿是否影响潮气量?

iv. 呼吸机"压力模式",缺乏新鲜气体流量补偿是否影响潮气量?

v. 手动模式(即"手动通气")下,新鲜气体流量补偿是否影响潮气量?

答案196

i. 旧的麻醉机,新鲜气流在整个通气阶段持续流入循环系统。
   除了由呼吸机提供设定的潮气量(采用容量模式设置),在吸气期新鲜气体流量增加(译者注:新的麻醉机)。因此,呼吸机吸气时间设定的情况下,输送给患者的潮气量发生变化,整个吸气期新鲜气体流量的总量也发生相应变化。这种新鲜气体流量影响患者潮气量的现象称为"非新鲜气体流量补偿"。

ii. 任何改变吸气持续时间的呼吸机设置,均将改变呼吸机新鲜气体流量对呼吸机输出潮气量的影响。例如:呼吸频率、吸呼比、吸气时间(麻醉机上设定)和流量计所设置的新鲜气体流速均会影响潮气量。

iii. 容量模式设定的呼吸机,吸气相没有气体从呼吸系统逸出,潮气量受影响。

iv. 压力模式下通气,潮气量取决于呼吸系统的最大压力(吸气峰值压力),流量计中的任何额外气体均不影响潮气量。

v. 人工通气时,潮气量受限压阀压力的限制,额外的新鲜气体流量不影响潮气量。

问题197

197. 碱石灰吸收罐如图197a所示,CO_2描记图提示吸入的CO_2增加。

i.　尽管颜色变化未到达吸收罐顶部，碱石灰是否可能已经耗尽？

ii.　如果发生这种情况，可能由什么机制引起？

iii.　直立的碱石灰罐中是否会出现"Channelling"现象？

iv.　CO_2通过碱石灰但碱石灰颜色并未发生改变，可能的第二种机制是什么？

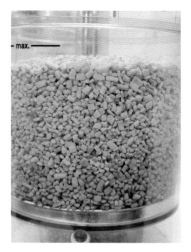

图 197a　碱石灰吸收罐

答案197

i.　是的，即使碱石灰似乎并未耗尽，仍可能发生 CO_2 通过碱石灰而未被吸收（见图197b）。

ii.　呼出气体通过吸收罐中没有碱石灰填充的区域时，即出现 "Channelling" 现象。这种情况在吸收罐水平放置时更常出现。

iii.　吸收罐直立放置可出现 "Channelling" 现象，如图197b 显示。

iv.　碱石灰出现 "再活化" 时，会发生 CO_2 通过碱石灰而未被吸收。随时间推移，后来居上的缓慢反应可逆转这种颜色改变。然而，再次暴露可使

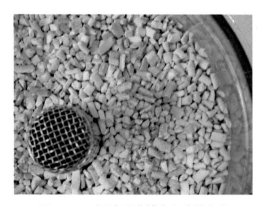

图 197b　碱石灰吸收罐直立放置出现
"Channelling" 现象

颜色变成蓝色,因此并不可靠。

问题198

198. 麻醉前检查期间,麻醉机内部顺应性报告为2.8 mL/cmH$_2$O(图198)。正常患者机械通气,如果潮气量设置为700 mL,平台压显示为20 cmH$_2$O(假定测量准确):

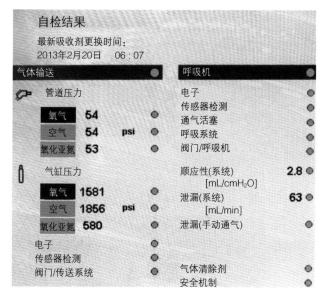

自检结果

最新吸收剂更换时间:
2013年2月20日　06:07

气体输送	●		呼吸机		●
🔧 管道压力			电子		◎
			传感器检测		◎
氧气	54		通气活塞		◎
空气	54	psi	呼吸系统		◎
氧化亚氮	53	●	阀门/呼吸机		◎
🛢 气缸压力			顺应性(系统) [mL/cmH$_2$O]	2.8	◎
氧气	1581	●	泄漏(系统) [mL/min]	63	◎
空气	1856	psi ●			
氧化亚氮	580	●	泄漏(手动通气)		◎
电子		●			
传感器检测		●	气体清除剂		◎
阀门/传送系统		●	安全机制		◎

图198　麻醉机自检报告

i. 解释概念:"麻醉机内部顺应性"。

ii. 哪些因素影响麻醉机内部顺应性测量结果?

iii. 对于一个基本的(非计算机化)麻醉机:① 从麻醉机风箱(或活塞)泵出的气体容量是多少? ② 泵入患者肺部的气体容量将多于、等于或小于700 mL?

iv. 平台压20 cmH$_2$O时,计算与问题(ii)有关的气体容量(即呼吸机输出量与肺接受容量之间的差值)。

v. 适用哪种气体定律?

vi. 如果使用计算机化的麻醉机(具有"顺应性补偿"功能),呼吸机给肺部产生的潮气量为多少?

答案198

i. "麻醉机内部顺应性"用来描述机器内部气体的可压缩性(即系统每增加 1 cmH$_2$O 的压力,管道内、呼吸机和呼吸回路中则有一定量气体被压缩)。

ii. 一个主要因素是呼吸回路的内部容积(因此在儿科使用更薄的管道)。另一个因素是吸气末呼吸机的容积(bag-in-the-box 或活塞设计)。

iii. ① 从麻醉机风箱泵出的气体容量可能是 700 mL。② 因为部分气体在麻醉机和呼吸回路内被压缩,进入患者肺部的气体将低于 700 mL。

iv. 假设顺应性为 2.8 mL/cmH$_2$O、平台压为 20 cmH$_2$O,麻醉机和呼吸回路内气体压缩量为 56 mL(20 cmH$_2$O 乘以 2.8 mL/cmH$_2$O)。

v. 波义耳定律($P_1 \times V_1 = P_2 \times V_2$)。

vi. 现代计算机化的麻醉机通常通过增加额外的气体量以补偿内部顺应性,超过设定的潮气量,补偿麻醉机和呼吸回路内由于压缩(内部顺应性)造成的"损失"。本病例中,麻醉机输出潮气量应为 756 mL。此外,补偿存在一个设计极限。例如,工程师可能会将最大补偿量限定在 50% 潮气量以内。

问题199

199. 患儿体重为 10 kg,正在行机械通气,呼吸参数设定为:潮气量 100 mL、平台压 20 cmH$_2$O。术后继续在麻醉下行磁共振成像扫描(MRI)。在 MRI 室外使用非 MRI 兼容麻醉机,采用图 199 中非常长的螺纹管作为呼吸回路的一部分。

i. 该患儿肺顺应性约为多少?

ii. 当使用长螺纹管时,如何确定麻醉机内部顺应性?

iii. 假设麻醉机和长呼吸管道的内部顺应性为5 mL/cmH$_2$O时,麻醉机和呼吸管道中有多少容量的气体被压缩(即麻醉机和呼吸系统的内部顺应性是多少)?

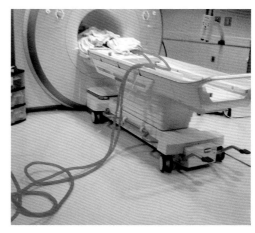

图199　术中患儿

iv. 如果麻醉机设置潮气量为100 mL,预计该患儿肺接收到的潮气量为多少?

v. 这种情况下,采用压力控制而非容量控制通气模式,是否可行和/或更有利? 为什么?

答案199

i. 儿童肺顺应性是由体积变化(δV)除以压力变化(δP)计算。本病例中,100 mL除以20 cmH$_2$O,顺应性为5 mL/cmH$_2$O。

ii. 呼吸系统管道较长时,确定其内部顺应性的方法如下: 将呼吸回路系统的出口(Y型连接出口)完全堵塞,设定较小的潮气量(例如50～100 mL),将压力改变控制在患者预期的平台压范围内。本病例中,设定潮气量为50 mL,产生的压力为10 cmH$_2$O,顺应性为5 mL/cmH$_2$O(即50 mL除以10 cmH$_2$O)。

iii. 平台压为20 cmH$_2$O和顺应性为5 mL/cmH$_2$O条件下,麻醉机和呼吸管道内被压缩的气体量为100 mL。

iv. 假设患儿肺顺应性和麻醉机顺应性相同,设定的潮气量将在两者间平均分配,患儿肺将仅接收到50 mL的潮气量(呼吸机潮气量设置为

100 mL）。

v. 使用压力控制通气模式，呼吸机流出量持续增加，直至压力达到所需水平（本病例中为 20 cmH$_2$O）。该模式可克服因螺纹管过长导致的顺应性增加，确保进入患儿肺的潮气量足够。

问题 200

200. 如图 200 中，18 g 穿刺针比 22 g 穿刺针直径更大（更粗）。

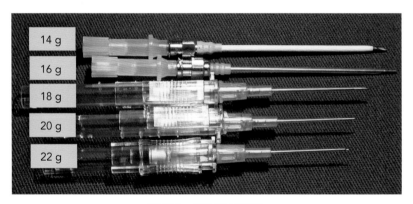

图 200　穿刺针示意图

i. 缩写 "g" 是什么意思？

ii. 缩写 "SWG" 表示什么？

iii. 与 14 g 相比，为什么较大数字（例如 22 g）表示的直径较小？

iv. 18 g 表示的是内径还是外径？

v. 通过下列每种套管针输入 1 L 晶体溶液分别需要多长时间，每分钟最大流量是多少？

- a, 14 g（橙色）。
- b, 16 g（灰色）。
- c, 18 g★（绿色）。
- d, 20 g★（粉红色）。

- e, 22 g★（蓝色）。

★ = 不建议用于成人紧急复苏。

i.   "g" 为 "gauge" 的缩写，表示尺寸（即针的直径）。

ii.   "SWG" 为 "Standard Wire Gauge" 的缩写，表示标准线径规范。在英国，与这种计量形式有关的早期命名是 Holtzapffel 和 Stubs 线径规范，美国采用伯明翰线径规范（US Birmingham Wire Gage）和英制标准线径规范（British Standard Wire Gauge）。

iii. 历史上，在制丝过程中，通过拉模上特殊尺寸的孔洞，金属棒被加热和"牵拉"（拉伸）。通过拉板中下一个较小孔再次拉伸，线的规格会越来越细。SWG 表示通过机器拉伸的数量。因此，22SWG 代表拉伸通过的孔径比 16 g 更小。每次牵拉（尺寸减小）必须在可耐受的特定范围，以便钢丝在拉伸过程中不会断裂。

iv.   表示外径。

v.   输入 1 L 液体的最短时间和最大流速（mL/min）是：

a = 3.7 min（270 mL/min）;

b = 4.2 min（236 mL/min）;

c = 10 min（103 mL/min）;

d = 15 min（67 mL/min）;

e = 32 min（31 mL/min）。

201. 晚期食管癌患者，其心肺功能运动试验（cardiopulmonary exercise test，

CPET）结果如图201所示。该图显示如何采用V型斜坡法测定无氧通气阈值（ventilatory anaerobic threshold, VAT）。

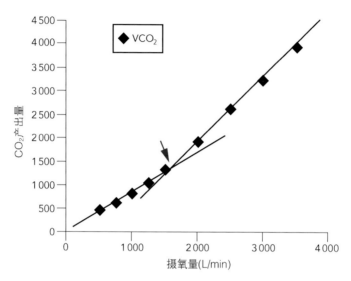

图201　某晚期食管癌患者心肺功能运动试验图

i.　　正确解读该试验结果前，需知道哪两个指标？　CPET包括哪3个数据？

ii.　　理解CPET需要了解哪些生理学原理？

iii.　　定义PVO_2。平静状态和运动峰值状态其正常值分别是多少？

iv.　　图中箭头代表什么？

v.　　该试验结果是否提示患者可耐受食管癌切除术？

答案201

i.　　需要知道患者体重，以便根据体重修正氧气摄取量。还需知道运动方案，以便评估患者是否依照方案进行运动，确保结果正确。患者通常骑在一辆运动自行车上，记录VO_2max、VAT和最大心率。

ii.　　Fick方程（组织氧气摄取量等于心排血量与动静脉氧含量差的乘积）对

于理解CPET至关重要：

$$VO_{2max} = (SV_{max} \times HR_{max}) \times (CaO_{2max} - CvO_{2max})$$

人可摄取并利用氧气的最大速率定义为功能有氧能力。如果术中超过这一功能有氧能力,则发生与手术相关心血管事件的概率将增加。

iii. PVO$_2$(L/minute)是患者所能达到的最大氧气摄取量,是VO$_2$和功率图达到稳态时的点。休息状态下PVO$_2$通常为3.5 mL/(kg·min)或250 mL。极限运动状态下可上升到15倍以上〔30～50 mL/(kg·min)〕。运动员则可达到80 mL/(kg·min)。

iv. 箭头代表VAT。具有围术期心血管不良事件发生率高的患者VAT < 10 mL/(kg·min),而其他心血管预后良好的患者VAT > 18 mL/(kg·min)。

v. VAT是VCO$_2$相对于VO$_2$增长斜率出现变化的位点,是患者读数所形成两条线的交点。该例患者VAT出现时VO$_2$为1.5 L/min,或50%的PVO$_2$和氧摄取量1 750 mL/min时。由于VAT超过40%属于正常,该患者峰值氧含量符合要求,这些生理储备功能测量表明该患者即可耐受手术。然而,考虑到食管癌的性质,总的存活率较难预测。

问题202

202. 男性患者,21岁,体重60 kg,麻醉下行肛周脓肿切开引流术,麻醉用药为：丙泊酚180 mg,芬太尼100 μg和阿莫西林/克拉维酸1.2 g。置入喉罩。诱导后血压即降至60/20 mmHg,进而发生支气管痉挛,全身出现红疹。沿抗生素输注的静脉部位有明显血管走行痕迹。

i. 鉴别诊断有哪些?

ii. 仔细描述最可能诊断的临床特征。

iii. 概括正确的治疗方法。

iv. 如何从病理学上进一步量化?

i. 单纯血压下降可能是麻醉药过量或未发现的严重脓毒症(该患者体重非常轻),但支气管痉挛和红疹提示过敏反应是最可能的诊断。

ii. 可能出现以下特征(未必一定发生,括号中为发生率):心血管系统衰竭(88%);红疹(45%);支气管痉挛(36%);血管神经性水肿(24%);皮肤表现/皮疹(13%);荨麻疹(8.5%);全身性水肿(7%)。

iii. 急诊处理(过敏性反应演练)。停止使用可疑药物,尽快中止任何手术。维持气道通畅并给予100%氧气。患者仰卧位,并使脚抬高。给予肾上腺素。若出现心血管系统衰竭,以0.1 mg/min的滴定速度静脉给予肾上腺素,剂量可达到0.5 ~ 1 mg(1:10 000,5 ~ 10 mL)。由于存在潜在风险,应由有经验的医务人员给予。应给予最小剂量的肾上腺素,且BP恢复时停止。也可肌内注射0.5 mg,作用温和。同时快速输注晶体液或胶体液,可能需要数升液体方能弥补由于渗出丢失至组织中的液体。必要时持续输注肾上腺素,起始速率为4 ~ 8 μg/min[0.05 ~ 0.1 μg/(kg·min)]。5 mg肾上腺素用50 mL生理盐水稀释,以5 mL/h速率控制输注,相当于8.3 μg/min,其效果根据血压滴定。

辅助疗法:抗组胺药可对抗由于过敏反应导致的组胺释放(例如氯苯那敏10 ~ 20 mg,缓慢静脉输注)。类固醇也有作用,但起效需要6 h(静脉输注氢化可的松100 ~ 300 mg)。支气管扩张剂(沙丁胺醇)可能缓解支气管痉挛。

iv. 进一步识别过敏源。抽取5 ~ 10 mL血液保存在空白采血管中,用于抗原检测,有助于确定引起过敏反应的原因。出现过敏反应后12 h、24 h应再次抽取血样。分析样本中的类胰蛋白酶(一种肥大细胞酶)和IgE。对IgE进行分型(琥珀酰胆碱、青霉素、氨苄西林和乳胶)以检测过敏反应的确切原因。真正的过敏反应发生不久,类胰蛋白酶升高,24 h内降至正常。

203.

i. 如何解释图203中ECG？

ii. 该ECG所示设备类型的优点是什么？

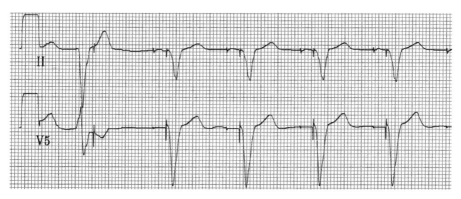

图203 心电图

答案203

i. 该图ECG显示捕捉到的规律房室顺序起搏心律。

ii. 心房起搏器产生的心房收缩有助于改善心室充盈和心排血量。

问题204

204. 图204中CXR检查图像标记了A、B、C、D、E 5个位置。

i. 食管温度探头的尖端应该放在哪个/些位置？温度探头可能与食管听诊器整合在一起。

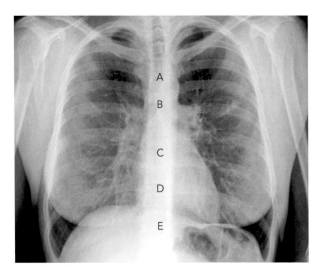

图204　CXR检查图像

ii.　A或B是否理想（合适）的位置？

iii.　为什么腹部手术中E位置不合适？

iv.　哪些疾病是使用食管体温探头和经食管超声心动图探头等食管设备的相对或绝对禁忌证？

i.　食管下1/3，心脏后方位置，是食管温度探头放置的最佳位置（C、D位置）。

ii.　位置A（气管后）和位置B（隆突后）可能受气道中温度（常低于中心体温）影响。

iii.　位置E（胃内）可能会受胃周围温度的影响，例如冲洗腹腔的盐水。短时间内（2～3 min）温度变化表明此类错误的存在。腹腔镜手术期间气流也会影响温度读数（常出现假性低温）。

iv.　食管静脉曲张、食管异物、食管憩室和食管破裂是放置食管温度探头或TOE探头的禁忌证。

205. 主动脉球囊反搏患者,入手术室拟行心脏手术,如图205a所示。

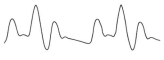

图205a　动脉波形

i.　解释其动脉波形的构成。

ii.　应该采取什么措施?

i.　该动脉波形表示以1∶2的比率进行主动脉球囊反搏。可通过该装置识别患者动脉波形上的标记,进而指导时间设置。患者动脉波形提示球囊在晚期膨胀。球囊膨胀的目标是使主动脉舒张压快速升高,进而增加冠脉循环的氧供。

ii.　球囊膨胀需要在动脉波形的重搏波切迹(dicrotic notch, DN)之前出现。适当的定时充气可使舒张压峰值(peak diastolic pressure, PDP)高于收缩压峰值(peak systolic pressure, PSP)。气囊膨胀过晚可导致PDP低于最佳值,会降低主动脉灌注压和进入冠状动脉的血容量。所以恰当的措施是使球囊较早膨胀,即在DN出现前膨胀,如图205b所示。

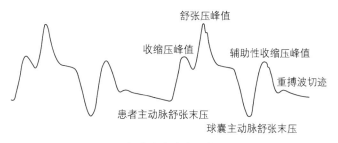

图205b　主动脉内球囊反搏压力曲线

206. 图 206 为 CT 扫描图像。采用氦稀释重呼吸技术和氮气冲洗法测量该患者残气量（residual volume，RV）为 1.5 L，低于全身体积描记仪（体积描记箱）测量的 RV。

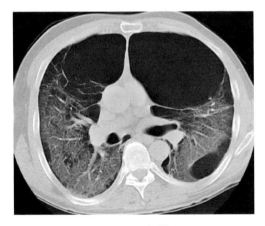

图 206　CT 扫描图

i.　　什么特征的肺大疱会导致这种差异？

ii.　　为什么某些类型肺大疱的体积不能采用氦稀释或氮气冲洗技术测量？

iii.　采用全身体积描记仪测量时，肠道内气体是否属于 RV？

答案 206

i.　　RV 测量的差异与肺大疱和呼吸道是否相通有关（例如分离）。

ii.　　处于开放且与呼吸道相通的肺大疱参与吸入气体的混合，因此，采用氦稀释或氮气冲洗技术测量时，此类肺大疱也被计算在内，而不包含未与呼吸道相通的独立肺大疱。全身体积描记仪可测量所有类型肺大疱，因此也包含未与呼吸道相通的独立肺大疱。

由于全身体积描记仪可测量体内所有气体(包括肠道内气体),气体在全身体积描记仪中会被升高的压力压缩,因此体内气体(例如肺、与呼吸道相通的肺大疱、不与呼吸道相通的独立肺大疱、肠道)的总体积可使用波义耳定律计算。

问题207

207.

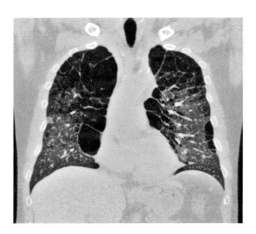

图207　CT扫描图

i. 该患者能否使用氧化亚氮(nitrous Oxide, N_2O)? 为什么?

ii. 那些肺空洞患者理论上使用氧化亚氮是否安全?

iii. 可通过哪两个试验比较以确定氧化亚氮的安全性?

答案207

i. 该图显示布满双肺的多个大、中、小肺大疱。此时并不适合使用氧化亚氮。类似的薄壁肺大疱可能并未与呼吸道相通,因此认为处于独立状态。由于氧化亚氮低血溶性特点,可快速进入肺大疱并扩散至这些部位的组织结构中,可能使其破裂,导致气胸、动静脉气体栓塞和/或肺及纵隔气肿。

ii. 厚壁肺脓肿有痰液产生,与呼吸道相通,甚少扩散,可使用氧化亚氮,因为氧化亚氮可顺利排出。

iii. 两种测量RV的方法进行比较,可确定肺大疱是否与呼吸道相通。氮气稀释法或氮气冲洗法与全身体积描记仪(体积描记箱)测量的RV值之间存在明显差异,可显示肺大疱是否与呼吸道相通。

问题 208

208. 男性患者,18岁,车祸伤。举止异常,认为车祸很"刺激",似乎并不觉得疼痛。其右臂闭合性骨折,远端胫骨开放性骨折,但其表现如未受伤一样。

i. 列出可解释其精神状态的鉴别诊断。

ii. 其胸部皮肤病变如图208a,左侧肘窝如图208b,是否有助于解释其病情?

iii. 骨科医师希望尽快手术,以避免血管损伤和胫骨脓毒症的发生。患者目前状态是否适合手术?为什么?

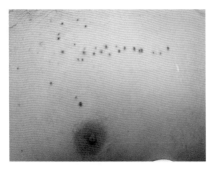

图208a　患者胸部皮肤病变

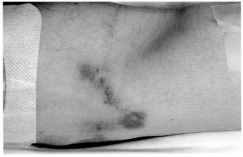

图208b　患者左侧肘窝图

i. 该患者患有躁狂症,可能存在诸多原因:如双相性精神障碍;滥用兴奋剂(如可卡因、安非他命)或药物(如类固醇或选择性5-羟色胺再摄取抑制剂);双相情感障碍或精神障碍治疗未遵从医嘱用药;甲状腺功能亢进;颅内恶性肿瘤。

ii. 胸部损伤是由皮内注射药物引起的皮肤病变。该患者胸部皮肤注射了可卡因,肘窝病变表明其曾试图肘静脉注射药物。上述两个现象提示,药物滥用可能是其躁狂的原因。

iii. 复合性骨折需急诊手术,但如果注射可卡因,代谢需要15 min;如果皮内注射,则需要1 h。可卡因可引起严重高热、高血压、心律失常和抽搐,尤其是过量使用时,因此有必要待其急性效应消失后手术。了解病史后应按上述原因修正诊断。如果躁狂仅由可卡因引起,可在可卡因代谢后手术。如果术后躁狂复发,可给予镇静延迟苏醒、机械通气及进入ICU治疗。

问题209

209. 男性患者,64岁,体重80 kg,因良性前列腺增生行经尿道前列腺切除术(transurethral resection of the prostate, TURP)。既往有高血压,使用利尿剂控制。采取脊髓麻醉,术中应用甘氨酸冲洗。手术时间110 min,且无不良事件发生。术中采用最小剂量的镇静,患者全程清醒。术毕病情稳定,麻醉平面为T10脊髓水平,入麻醉后监护室(post-anaesthesia care unit, PACU)。30 min后患者出现神志不清和焦虑,伴随轻度静止性震颤。

i. 麻醉科医师应考虑什么鉴别诊断?

ii. 该患者应该进行什么紧急处理?

答案209

i. 由于手术时间较长（> 60 min），最可能诊断为TURP综合征，与大量吸收低渗甘氨酸溶液有关。需要测定血清钠，判断患者精神状态改变是否为稀释性低钠血症所致。严重低钠血症会引起癫痫或脑水肿。引起术后患者神志障碍的其他原因还有：未能有效治疗的疼痛；脓毒症早期；该患者膀胱导管置入可能引起菌血症；脑血管事件（短暂性脑缺血发作、脑卒中、低灌注均会引起意识障碍；应进行神经系统检查，是否存在面部或肢体无力的体征）；药物相关的定向障碍，尤其是苯二氮草类和阿片类。

ii. 应保证充足的血氧饱和度，避免呼吸抑制。应除外灌注不足引起脑干缺血相关的躁动。若患者清醒，且排除引起躁动的常见因素，应采取保守治疗。应给予呋塞米利尿，限制液体及缓慢输注生理盐水。需重复测定钠水平（每30 min 1次）直至其水平开始升高。

问题210

210. 男性患者，64岁，体重80 kg，患有良性前列腺增生，已行TURP（参照病例209），TURP综合征出现严重后果时应如何处理？

答案210

对于慢性低钠血症患者，缓慢纠正钠离子浓度至关重要（< 10 ～ 15 mmol/d），但由于该患者低钠血症出现速度较快，所以纠正速率可超过推荐速率。应在12 h内恢复至正常水平。

患者钠离子浓度为120 mmol/l,可确认为TURP综合征,因此需再次评估意识状态。如果有继续恶化趋势,应采取更积极的后续治疗。引起TURP综合征的大量自由水会增加颅内压,引起脑水肿;如果患者意识水平GCS评分降低 > 2或出现癫痫,则需实施气管插管并通气。如果因为意识水平低或癫痫而实施气管插管,则需要行头颅CT检查。如果低钠血症继续恶化或癫痫活动伴有意识水平的快速变化,应给予高渗盐水(3%)积极治疗。由于有以下潜在危险,以上措施必须谨慎进行:① 高渗盐水引起的CNS损伤(脑桥中央髓鞘溶解症)。② 高渗溶液超负荷引起病情恶化。液体超负荷引起肺水肿而出现呼吸困难,必须实施气管插管。

问题211

211. 高速摩托车车祸患者,仰卧位CXR如图211所示。患者意识清醒,GCS评分为15,主诉有严重气短和右侧肩、颈部疼痛。呼吸频率为35次/min,创伤面罩氧流量为15 L/min,氧饱和度88%。右侧瞳孔较小,疑似上睑下垂,右上肢无力或感觉。

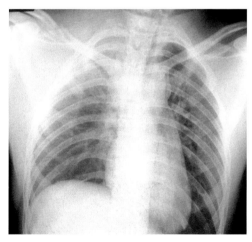

图211　患者仰卧位X线片

i. 该胸片有何异常?

ii. 为什么该患者有呼吸过速?

iii. 为什么该患者瞳孔偏小,且有上睑下垂?

iv. 该患者是否需要立即气管插管?

i.   该患者右侧锁骨及第1肋至第3肋肋骨骨折；右侧第一胸椎横突撕脱；右侧膈肌抬高；右肺部阴影；左胸前部气胸。

ii. 由于严重的胸部创伤，患者呼吸急促。同时存在膈神经麻痹、左侧气胸及双侧肺挫伤。

iii. 患者右侧臂丛损伤，累及颈交感神经丛、星状神经节及交感神经链，也称为Horner综合征。其膈神经也受损。

iv. 导致前3根肋骨和锁骨骨折需要较大能量。该患者内在组织（神经和肺）受损。此类患者需要重症监护，直至明确其大血管或心肺功能没有明显异常。因为创伤严重，在肺挫伤进一步恶化之前，需要尽早实施气管插管。

问题212

212. 比较图212a、b中丙泊酚的血浆浓度。图212a显示以恒定速率输注丙泊酚的血浆浓度，不考虑药物血浆水平的累积。需要注意，血浆浓度持续升高，甚至输注36 h后，仍未达到稳定水平。图212b显示由计算机控制

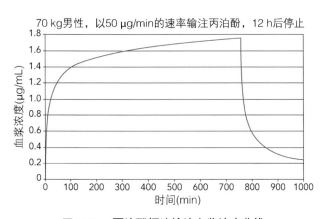

图212a　丙泊酚恒速输注血浆浓度曲线

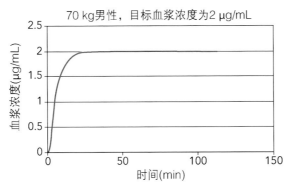

图212b　丙泊酚TCI输注血浆浓度曲线

采用变化速率输注丙泊酚的血浆浓度,也称为靶控输注(target controlled infusion, TCI)。计算机产生快速的初始输注速率以达到期望的目标浓度,因此,随着外周室的充盈输注速率会逐渐减小。

i.　维持阶段知道血浆浓度有何益处?

ii.　结合时－量相关半衰期,在苏醒期知道血浆浓度有何益处?

iii.　如何模拟变化的(降低)输注速率,以达到近似恒定的丙泊酚血浆浓度?

答案212

i.　TCI采用实时药代动力学模型计算输注速率,以便在任何时点均达到预期或目标血药浓度。因术中疼痛变化,如果知晓此时需要什么血浆浓度,并能迅速达到特定浓度,将非常有益。另一个优势是,由于计算机持续反馈调节输注速率,血浆浓度可保持在设定浓度。

ii.　持续输注与单次注射同样的药物相比,时－量相关半衰期意味着前者需更长时间苏醒,尽管两者达到的峰值浓度相同。因为持续输注药物时,血浆浓度降低时间更长。掌握这些有助于预测持续输注患者的苏醒时间。因为如果此时停止输注,计算机会持续计算药物血浆浓度的变化,及需要多长时间才能达到丙泊酚的苏醒浓度。

iii.　图212c显示可达到相对稳定血浆浓度的单次注射量、消除、转运

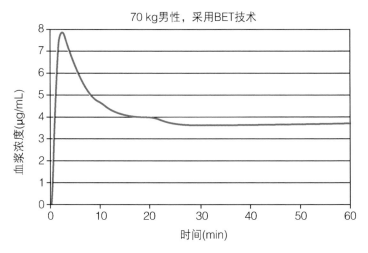

70 kg男性，采用BET技术

图212c　丙泊酚血浆浓度时间变化曲线（BET技术）

（bolus, excretion, transfer, BET）技术，即先给予单次剂量丙泊酚，之后以200 μg/（kg·min）［12 mg（kg·h）］速率输注10 min，再以166 μg/（kg·min）［10 mg/（kg·h）］的速率输注10 min，最后以133 μg/（kg·min）［8 mg（kg·h）］的速率输注10 min。（参考网址：www.LearningTIVA.com）

问题213

213. 男性患儿，3岁，巩膜为蓝色，轻微创伤后发生股骨骨折。

i.　图213所示是什么矫形手术？为什么该手术麻醉具有挑战性？

ii.　如果该患者长至成年，其心肺功能如何改变？

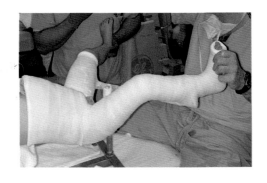

图213　患者手术图片

i. 该患儿患有成骨不全症，发生股骨骨折。由于年龄太小，不适合行骨折内固定术，因此实施"人字形石膏"固定。石膏从剑突越过骨盆，至受伤肢体膝盖以下。麻醉挑战包括：

- 体位。患儿臀部应该放在"架子"上，以保证 Paris 石膏（该患者采用热敏感、耐洗石膏）可包裹整个身体。患儿可能会从架子或手术床上跌落。
- 气道无法维持。
- 温度问题。患儿因为暴露而低体温，或太热（石膏放入热水中软化，此时会散热引起高温和/或烧伤患儿）。
- 脊柱侧弯相关的心肺疾病可引起明显胸壁畸形与限制性肺疾病。麻醉前应进行全肺功能测试，以免出现术中突发呼吸困难或术后脱离呼吸机困难。

ii. 年龄较大的患者（19～61岁）可能表现为获得性迟发性成骨不全症（osteogenesis imperfecta tarda, OIT），属于并不严重的成骨不全症。会出现心脏瓣膜的黏液瘤样变性，类似于马方综合征。累及发生率从高到低依次为主动脉瓣、二尖瓣、三尖瓣。还有可能并发瓦氏窦瘤或升主动脉瘤。在一项研究中，所有患有 OIT 的成年患者均有多发性骨折病史，但只有一部分存在蓝色巩膜、耳聋和/或"矮小"/三角脸。此类患者心脏手术死亡率约为50%。

问题214

214. 代谢过程通常分为两种类型，例如肝脏细胞的药物代谢。

i. 药物反应的第一相是什么？

ii. 药物反应的第二相是什么？

i. 第一阶段反应是药物氧化、还原或水解。负责这些反应的大部分酶位于内质网,已知为"非特异性细胞色素P-450"或混合功能氧化酶系统。细胞色素P-450由各种形式的基因相关血红蛋白超家族组成,是混合功能氧化酶系统的末端氧化酶。血浆中有部分胆碱酯酶水解反应,位于神经肌肉接头处通过乙酰胆碱酯酶水解,或在肝细胞细胞质中通过酰胺酶水解。

ii. 第二阶段反应包括第一相反应产物与葡萄糖醛酸、硫酸、醋酸、甘氨酸或甲基相结合。部分药物可能仅通过第二相反应代谢。肝内质网发生葡萄糖醛酸结合,提高药物代谢产物的水溶性。在肝脏,Kuffer细胞负责药物乙酰化作用。人类该反应的速率和程度受遗传控制。与甘氨酸、硫酸、甲基基团结合发生在肝脏细胞质中。

问题215

215. 图215是一位进行过心脏移植患者的ECG。

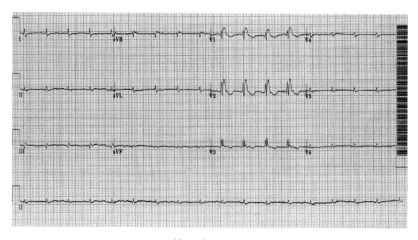

图215 某心脏移植患者心电图

i. 该ECG有什么特征？

ii. 心脏移植患者围术期管理原则是什么？

i. 该ECG为窦性心律，心率约100次/min。电轴正常，为 + 41°。有显著的右束支传导阻滞且QT间期延长，为478 ms。患者QTc大于450 ms均与心律失常相关。偶尔出现额外P波，可能存在残余心房。

ii. 供体心脏的心率取决于捐献者窦房结活性。移植心脏无自主神经支配，静息心率通常为90 ～ 100次/min。10%受体需要安装永久起搏器。麻醉期间心率无法适应体循环血管阻力的突然变化，所以应通过充足的前负荷及采用血管收缩剂迅速纠正低血压，例如去氧肾上腺素或间羟胺。

不能通过心率判断麻醉深度。阿托品和格隆溴胺的解心脏迷走神经作用消失；地高辛无法增加迷走神经张力，因此并非有效的抗心律失常药物。必要时采用直接作用的变时性药物例如麻黄碱和异丙肾上腺素提高心率，对腺苷、肾上腺素和去甲肾上腺素也非常敏感。采用血管紧张素转换酶抑制剂处理高血压会引起术中低血压。

免疫介导的冠心病心脏供体较常见，需注意相关疾病如癫痫、高血压。

采用硫唑嘌呤、环孢霉素和泼尼松等免疫抑制剂长期治疗，出现感染、恶性肿瘤、骨质疏松症和肾功能损害的可能性较大。围术期可静脉输注（口服剂量的1/3）环孢素。静注氢化可的松，剂量高于等效泼尼松维持剂量，可替代泼尼松和咪唑硫嘌呤。区域麻醉并非禁忌，但所有有创操作均要求严格无菌。

巨细胞病毒（cytomegalovirus，CMV）血清反应阴性的患者应接受血清反应阴性的供体，以防CMV感染，因为该感染会导致严重疾病甚至死亡。

216. 采用Mapleson D、E或F系统回路的自主呼吸患者,其二氧化碳分析图如图216a ~ c所示。呼气性CO_2图形正常,但吸气阶段CO_2浓度较低。关于图216a:

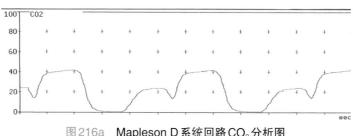

图216a　Mapleson D 系统回路CO_2分析图

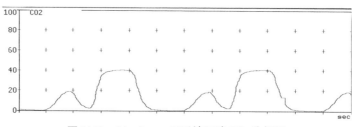

图216b　Mapleson E 系统回路CO_2分析图

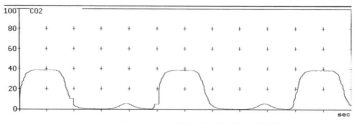

图216c　Mapleson F 系统回路CO_2分析图

i.　吸气相的CO_2来自哪里?

ii.　新鲜气体流量(fresh gas flow,FGF)是否足够?

iii.　吸气早期为什么没有CO_2?

iv.　关于图216b,为什么随着FGF增加,吸入CO_2浓度下降?

v. FGF进一步增加,引起吸入CO_2浓度进一步下降(图216c)。应该给多少FGF方可完全消除重复吸入? 解答:(a)FGF与分钟体积比;(b)mL/kg/min。

vi. 吸气峰值流速如何影响CO_2的重复吸入?

vii. 若使用Bain系统回路,是否会出现相似的重复吸入图像?

答案216

i. 当瞬时吸气流速超过FGF速率时,气体来自呼气支。呼气支气体是之前的呼出气体,含有CO_2,被FGF持续稀释。FGF流经整个呼气相。

ii. FGF不足以预防重复吸入。

iii. 每个呼气间歇,新鲜气体继续流动,推动含有CO_2的气体进一步进入呼气支。因此从呼气支吸入的初始气体不包含任何CO_2。

iv. 随着FGF的升高,呼气支含CO_2的气体越来越少。持续更高流量的FGF也会更加稀释呼出气体。

v. 要完全消除气体从呼气支的重复吸入,FGF需要:(a)3倍于分钟通气量(minute ventilation,MV),通常为5 L/min。(b)220 mL/kg/min(70 kg患者5 L/min,约为70 mL/kg/min)。

vi. 吸气峰值流速是MV的3倍(实际上是pi[π]×MV)。

vii. Bain系统与Mapleson D功能相似,因此重复吸入特点相似。

问题217

217.

i. 什么是进行酸碱分析的Stewart物理化学方法?

ii. 正常血液中的强离子是什么?

i. 动脉酸碱平衡计算常规使用动脉CO_2分压（arterial CO_2 tension, $PaCO_2$）和pH（或H^+）。通过碳酸氢盐（HCO_3^-）浓度变化区分呼吸性和代谢性酸碱紊乱。呼吸性酸中毒，$PaCO_2$和pH/H^+间关系简单。CO_2越高，pH越低（H^+越高）。代谢紊乱通常解释为HCO_3^-水平的降低；然而这种解释过于简单。Stewart关于酸碱平衡理化方法的解释更详细，也解释了患者生理盐水过量后代谢性酸中毒的发展过程。

Stewart分析中，HCO_3^-和pH均由3个独立变量决定：pCO_2、强离子差异和弱酸总浓度（A_{TOT}）。A_{TOT}主要包括白蛋白和血红蛋白。全血中这些蛋白质可作为缓冲物质（参见病例218）。

ii. 强离子是在正常血的血浆中完全解离的物质。

218. 正常血液中阳离子和阴离子的平衡和维持电中性的缓冲碱如图218所示（strong ion difference, SID = 强离子差）。为什么其可解释Stewart理论？

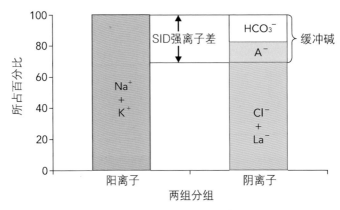

图218 正常血液离子平衡及缓冲碱比例图示

SID通过观察生理条件下Na$^+$、K$^+$、Cl$^-$和乳酸（lactate，La$^-$）充分电离而确定，不需要结合白蛋白和血红蛋白。Stewart分析表明，只有改变SID和A$_{TOT}$中的一个或两个才会引起代谢性酸碱平衡的改变。

缓冲碱阴离子（$[A]+[HCO_3^-]$）与SID离子相互作用可维持电中性。生理盐水输注过多，过量钠离子和氯离子也被输注进去，打破强离子平衡，产生过量带阴离子的氯化物。由于要保持电中性，因此必须改变缓冲碱以中和该效应。HCO_3^-最容易经肾排出（与之相比，氯离子较难经肾脏排泄，而且带负电荷的蛋白质，需要数天/周才能改变）。随后HCO_3^-的丢失会引起血液酸化及高氯性代谢性酸中毒。另外，暂时过量的晶体液会稀释血液中的蛋白质，加重氯离子过量。也可见于延长住院时间的ICU患者，蛋白质稀释，同时合成消耗蛋白质。

血液中离子平衡如图218所示，随氯离子过量输注，最容易丢失的离子是HCO_3^-，进而引起酸中毒。

问题219

219. 男性患者，50岁，身高1.79 m，体重80 kg。右股骨头无菌性坏死，拟行择期人工股骨头置换术，行术前评估。患者存在慢性疲劳，患有自身免疫性肝炎（通过口服类固醇控制）。

i. 为什么该患者会发生无菌性坏死?

ii. 如何评估该患者肝脏疾病?

i. 肝脏疾病长期使用类固醇，由于存在相关风险而后果严重，该患者无菌性坏死可能与类固醇有关。对其肝脏疾病严重性的评估应建立在风险评估的基础上。麻醉方法的选择也受肝功能影响。

ii. 肝脏疾病与凝血功能障碍相关。易擦伤、因皮肤小伤口导致的出血不止，或由于咳嗽、喷嚏、刷牙而出血是潜在凝血功能障碍的特点。肝脏疾病患者普遍存在疲劳，如果伴有腹水则更严重。实验室检测对于评估肝脏疾病的严重程度非常重要。必须进行肝酶、蛋白质和凝血检测，肝酶通常升高。根据肝酶趋势评估严重性，肝酶升高程度与病情进展有关。血清蛋白低于正常，表明肝脏疾病严重及其合成功能受损。PT和/或APTT延长表明合成功能严重受损；如果这些值异常，提示病情更严重。

问题220

220. 肝脏疾病的严重程度采用Child-Pugh标准分级。以表格形式描述Child-Pugh分级如何计算。不同分级的存活率是多少？

答案220

表220a　Child-Pugh标准分级表

测量值	1分	2分	3分
总胆红素（μmol/l）	< 34（< 2）	34～50（2～3）	> 50（> 3）
人血白蛋白（g/L）	> 35	28～35	< 28

测量值	1分	2分	3分
凝血酶原时间/INR	< 1.7	1.71 ～ 2.30	> 2.30
腹　水	无	轻度	中重度
肝性脑病	无	Ⅰ ～ Ⅱ 级（或药物抑制）	Ⅲ ～ Ⅳ 级（或难治性）

表 220b　Child-Pugh 不同分级的存活率表

分　　数	分　级	一年存活率	二年存活率
5 ～ 6	A	100%	85%
7 ～ 9	B	81%	57%
10 ～ 15	C	45%	35%

问题 221

221. 下面公式适用于热损伤后第1个24 h的液体复苏：

补液毫升数 = 第1个24 h中4 mL/kg体表面积（body surface area, BSA）

i.　该常用公式被称为什么？

ii.　该公式包括维持补液吗？

iii.　什么时间段适合使用上面的公式？

iv.　什么是 Muir Barclay 方程式？

v.　在复苏方面，使用 Muir Barclay 方程式与晶体液相比有什么不同？

vi.　烧伤后晶体液复苏是否优于胶体液？

vii.　烧伤患者的液体管理中，是否推荐进行有创心脏监测？

答案 221

i.　该公式为 Parkland 方程式，是采用哈特曼溶液（类似于乳酸林格液）进行晶体液复苏的公式。

ii.　不包括不显性失水，只补充烧伤后所需的额外液体。

iii.　估计液体需要量时应将烧伤时间计算在内。烧伤后8 h需补充液体需要量的1/2（根据Parkland方程式计算），其余液体在之后的16 h输注。

iv.　Muir Barclay方程式是：

$$\frac{体重（kg）\times \%BSA}{2} = \frac{容量（mL）}{时间间隔}$$

v.　Muir Barclay公式选择血浆蛋白成分（人血清蛋白）作为输注液体。第1个12 h补液量以3×4 h的时间间隔输注，之后以2×6 h的时间间隔输注，最后以12 h的时间间隔输注（译者注：第1个36 h分为4 h、4 h、4 h、6 h、6 h、12 h等6个间隔，每间隔期间输入0.5 mL/kg/%BSA的输注液）。

vi.　采用胶体代替晶体液复苏并无优势，且白蛋白更昂贵。

vii.　液体复苏公式应定期调整，主要根据尿量调整。有创心脏监测可作为辅助，但在烧伤患者中尚没有明确已被证实有效的心排血量目标。

问题 222

222.　男性患者，64岁，身高1.83 m，体重90 kg。因严重右髋部骨关节炎，拟行全髋关节置换术，麻醉门诊行术前评估。因髋关节疼痛不能活动而乘坐轮椅。无其他主诉，否认心脏病史。有慢性高血压病史，采用ACE抑制剂治疗；有胰岛素依赖型糖尿病（insulin-dependent diabetes mellitus，IDDM）病史20年。其静息ECG如图222所示，无其他ECG进行对照。其他实验室检查结果均正常。

i.　该ECG提示什么？

ii.　需要进一步进行什么心脏检查？

iii.　麻醉方法的选择是否影响患者预后？

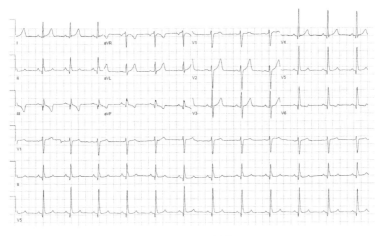

图 222　心电图

答案222

i.　ECG为陈旧性下壁梗死。II、III和aVF导联有Q波,没有急性期改变(ST段抬高,T波倒置)。

ii.　虽然患者无症状,仍需进一步心脏检查。静坐无症状并不代表能适应手术,因为术中经常出现心血管应激。该患者长期存在IDDM,与自主神经病变相关。可出现心血管反射活性降低且血流动力学不稳定。自主神经去神经支配也可导致与急性心肌缺血(myocardial Ischaemia,MI)相关的症状消失,出现"沉默性缺血"。尽管ECG诊断MI并非100%准确,仍应考虑沉默性缺血的可能性。

应采用经胸超声心动图和多巴酚丁胺负荷试验(不能完成活动平板负荷试验时)评估心室和瓣膜功能。测量局部室壁运动,通过获得的心率确认测试效果。如果诱导出现缺血(发现反常的室壁运动),应采用药物治疗、心脏介入(血管成形术、支架、永久的抗血小板药物)或冠状动脉旁路移植术对其心脏问题进行干预。然而支架和抗血小板药物会引起一些问题。如术前暂停使用抗血小板药物,非药物洗脱支架可能阻塞;如继续使用,术中可能出现凝血功能障碍。因此术前是否暂停抗血小板药物存在争议,需要心脏病专家、外科医师和麻醉科专家联合决定。围术期使用肝素有助于降低支架堵塞风险,且术中更可控。

iii. 本例患者,麻醉方法的选择可能影响这几个问题,优先选择区域麻醉。区域麻醉可降低血栓栓塞事件的发生,减少围术期失血,降低异体输血的风险和数量,并与急性意识障碍发生减少相关。

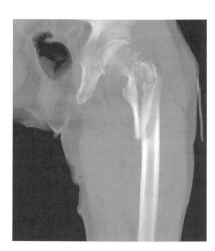

图223　**某男性患者X线片**

问题223

223. 男性患者,28岁,身高1.88 m,体重80kg。因滑雪坠落(图223),既往体健。

i. 患者X线片显示什么?

患者拟行骨折内固定术。于手术室内在L3～L4椎间隙置入硬膜外导管,注入2%甲哌卡因、1/200 000的肾上腺素混合剂20 mL,分次追加剂量,感觉阻滞平面为T8水平。患者采取仰卧位,处于未镇静、清醒状态,骨科手术床透视下骨折勉强复位。40 min后,对骨折两端进行支架固定。间隔10 min后,患者极度焦躁,呼吸频率30次/min。尽管经鼻导管吸氧流量增大为5 L/min,氧饱和度仍下降至90%。血压为90/60 mmHg,心率为90次/min,5 min后血压降为80/50 mmHg,心率为104次/min。此时患者开始全身发痒,前胸出现明显皮疹。

ii. 什么病理可解释这些症候群?

iii. 应如何处理?

答案223

i. 高速事故中受伤的年轻运动员有脂肪栓塞综合征(fat embolism

syndrome，FES）的危险。所有长骨骨折均可发生不同程度的脂肪栓塞，但并非所有均会发展成FES，且FES的部分因素尚不清楚。全脂肪栓塞增加FES风险。脂肪全身动员是导致FES的部分原因，血管物理阻塞和组织脂肪酶激活，导致邻近组织破坏而出现各种不良反应。

ii. 邻近肺循环的脂肪累积，出现心功能障碍，同时增加肺动脉平滑肌张力，阻塞肺血管，导致肺动脉压力增加。由于组胺释放和血流动力学影响，皮肤出现出血性瘀斑且发痒。肺中脂肪酶活性导致肺泡破坏，进而引起V/Q失调。CNS中脂肪酶活性会引起颅内炎症反应并导致脑水肿。

iii. 成功治疗需识别FES，终止发病原因并给予支持治疗。应尽可能减少对骨折部位的继续操作，但完成手术也至关重要，这两点均可减少脂肪进一步动员。外科医师和麻醉科医师需要共同决定治疗方案。应优先积极处理血流动力学和呼吸支持。使用抗组胺药和血管加压素以维持血流动力学稳定。若缺氧或焦虑进行性加重，则需要保证气道安全。患者需在ICU密切观察和治疗。需机械通气加用PEEP，直至肺功能恢复。应积极治疗脑水肿和颅内压升高，以避免造成永久性CNS破坏。

问题224

224. 老年男性患者，因骨性关节炎拟行全髋关节置换术，其髋部X线片如图224所示。既往有高血压病史，使用利尿剂和ACE抑制剂控制血压。采用腰硬联合麻醉，手术采取侧卧位。感觉阻滞平面至T8，镇痛完善。需要给予最小剂量的镇静药物。由于骨质疏松症，外科医师向股骨假体中注入甲基丙烯酸甲酯。配置甲基丙烯酸甲酯期间，患者清

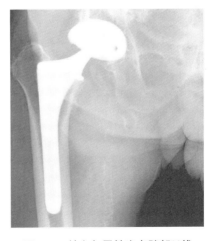

图224 某老年男性患者髋部X线

醒，血压为100/60 mmHg，脉搏为70次/min，呼吸频率（respiratory rate，RR）为16次/min；鼻导管吸氧流量为2 L/min，氧饱和度为99%。加压放置甲基丙烯酸甲酯期间，患者开始焦虑，血流动力学改变，血压降至70/40 mmHg，脉率120次/min，RR30 bpm，氧饱和度为88%。

i. 给出该病例的鉴别诊断。

ii. 甲基丙烯酸甲酯引起低血压的机制是什么？

iii. 为什么该患者会出现该种情况？

iv. 该如何管理该患者，其预后如何？

答案224

i. 对甲基丙烯酸甲酯的反应可能是发生焦虑、低血压、心动过速、血氧饱和度下降的原因。另外，还可能是气体、脂肪或血凝栓塞，以及对药物或胶体溶液的过敏反应。

ii. 甲基丙烯酸甲酯通过基础分子（单体形式）的多重聚合作用，达到拉伸强度。一旦单体从骨髓腔进入循环，成为强效血管扩张剂，使肥大细胞脱颗粒，释放组胺。循环中的大量单体可产生过敏反应。

iii. 慢性高血压引起血管容积收缩，该作用在长期利尿剂治疗下加剧，ACE抑制剂降低外周循环反应。血管舒张和血管收缩反应的减弱，增强甲基丙烯酸甲酯大量、加压应用的效果。压力作用下，骨水泥可被液化且效果更好，但同时也造成更多单体进入循环。血管内容积减小、硬膜外麻醉导致交感神经张力下降、血管收缩反应降低、暴露于单次注射的血管舒张剂（单体和组胺），这些因素综合作用使血流动力学进一步恶化。

iv. 脑干灌注不足及氧饱和度下降必须马上处理，改善氧合，采取措施稳定血流动力学。首先采用面罩高流量吸氧。积极进行血流动力学管理，输注血管加压剂（例如肾上腺素或去甲肾上腺素）恢复血压。减少躁动，改善患者精神状态，通过气管插管保证患者气道安全。单体导致的血流动力学变化剧烈但作用时间有限,随代谢而作用停止。

225. 比较A和B 2位患者的肺功能。为什么两者结果差别明显,哪个患者更易发生呼吸系统并发症?

肺活量测定	（体温和压力标准）	预测值	实测值	实测/预计%
		患者A		
FVC	Litres	2.54	2.45	96
FEV1	Litres	1.92	1.88	98
FEV1/FVC	%	76	77	101
FEF25%～75%	L/sec	1.7	1.58	93
PEF	L/sec		5.61	
FIVC	Litres	2.54	2.34	92
PIF	L/sec		3.87	
FEF50/FIF50	Unitless			0.68
MVV	L/min		89	

肺容量	（体温和压力标准）	预测值	平均值	实测/预计%
VC	Litres	2.54	2.45	96
TLC	Litres	4.75	4.15	87
RV	Litres	2.17	1.7	78
RV/TLC	%		45	41
FRC He	Litres	2.72	2.61	96
ERV	Litres		0.91	
IC	Litres		1.31	
Vt	Litres		0.6	

		患者B		
呼吸量测定法	（体温和压力标准）	预测值	实测值	实测/预计%
FVC	Litres	3.15	1.09#	35*
FEV1	Litres	2.33	0.81#	35*
FEV1/FVC	%	73	74	101
FEF25%～75%	L/sec	1.85	0.63	34*
PEF	L/sec	2.13		
FIVC	Litres	3.15	1.11#	35*
PIF	L/sec	1.74		
FEF50/FIF50	Unitless		0.49	
MVV	L/min		21	
肺容量	（体温和压力标准）	预测值	平均值	实测/预计%
VC	Litres	3.15	1.22#	39*
TLC	Litres	5.5	2.33#	42*
RV	Litres	2.44	1.11#	46*
RV/TLC	46%	18		
FRC He	Litres	3	1.23#	39*
ERV	Litres			0.12
IC	Litres			1.05
Vt	Litres			0.7

= 在95%可信区间之外；* = 超出正常范围。

答案225

患者A是正常肺活量的肺容量（图225a）。患者B有限制性疾病，肺功能显著降低（图225b）。患者B使用支气管扩张剂后无显著改善。行标准术前评估，患者B（脊柱侧凸导致限制性疾病，胸部相对固定）术中需密切监测。术中采取有助于通气/血流匹配的体位至关重要。术后应控制疼痛并采取方法促使肺复张。

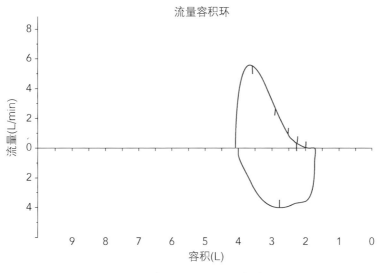

图225a　患者A的肺容量（正常肺活量）

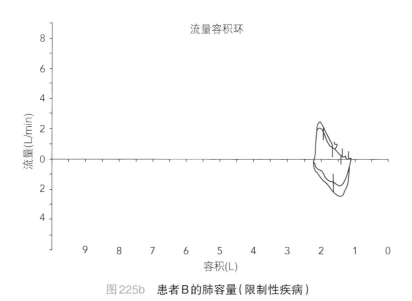

图225b　患者B的肺容量（限制性疾病）

226. 出生3 h的新生儿出现呼吸急促、发绀、舟状腹及左侧呼吸音减弱。CXR

如图226所示。

i. 该患儿诊断是什么?

ii. 从胚胎学角度描述该疾病是怎么发生的。

iii. 这将如何影响患儿生理?

iv. 患儿娩出时发生了什么?

v. 检查有什么发现?

vi. 麻醉科医师应考虑什么? 为什么必须手术?

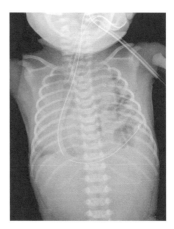

图226 新生儿胸片

答案226

i. 先天性膈疝。

ii. 妊娠第4~6周时,胸膜腹膜折叠未能分离腹腔和胸腔。随着卵黄囊发育出小肠,小肠即疝入胸腔,阻碍肺发育,同侧肺发育不全,程度取决于缺损大小及疝突出的程度。肺发育不全也可累积双侧。近80%~90%的疝缺损发生是通过后外侧的Bochdalek孔(胸腹裂孔),且左侧发生率为右侧的5倍。

iii. 肺血管阻力增加,右向左分流增加,引起低氧血症,酸中毒,甚至导致右心功能衰竭。

iv. 患儿出生时,钳夹脐带后很快出现发绀。同时还会出现桶状胸、舟状腹、呼吸困难、肋骨和胸骨回缩。

v. 心音常在健侧被闻及,可在患侧胸腔闻及肠鸣音。CXR显示向患侧胸腔内突出的肠管,及纵隔偏移。血气分析显示代谢性和呼吸性酸中毒。25%的患儿合并有神经系统,心血管系统和胃肠道异常。

vi. 外科医师将肠还纳回腹腔并关闭膈肌缺损。静脉通道建立在上肢至关重要,因为一旦腹压上升(胸疝复位后)下肢静脉回流将受限。放置鼻胃管可减轻胸腔内肠管压力。插管前应避免面罩正压通气,以减少空气进入胃内。建议保留自主呼吸,行清醒或深呼吸法气管插管。插管后,建议行高频率、小潮气量和低气道峰压通气。高潮气量或气道压可造成压力性气胸,健侧胸腔预防性放置胸管有一定意义。如果气管插管后心血管状况仍未改善,可借助体外膜肺氧合减轻心脏负荷,维持通气直至缺损修补及肺血管恢复正常。

肠管还纳和缺损修补显著增强腹内压,可能导致通气功能受损,降低腹腔脏器或下肢灌注。如果发生上述情况,可行分期手术,将肠管放置在体表的一个尼龙袋里,一段时间后再行还纳。

问题227

227.

i.　图227a中CXR提示什么?

ii.　需要采取什么措施?

iii.　图227b中所示是什么测量方法? 为什么其非常重要?

iv.　使用该装置鼻饲前,必须有哪些预警措施?

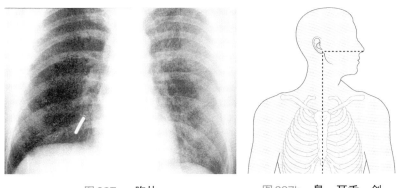

图227a　胸片　　　　图227b　鼻—耳垂—剑突(NEX)测量法

答案227

i.　CXR显示一根鼻胃管(nasogastric,NG)位于右主支气管内。

ii. 必须移除并更换NG管。

iii. 图227b显示鼻—耳垂—剑突（NEX）测量法,用以在置管前判断NG管长度是否足够。如果NG管的出口可从鼻尖延伸至耳垂然后到剑突,则其长度合适。置管后,应记录外露管道的长度,并在每次鼻饲前确认。

iv. 以下是联邦患者安全机构（英国和威尔士）的决策流程（图227c）。提示鼻胃管的使用应遵循这些原则。

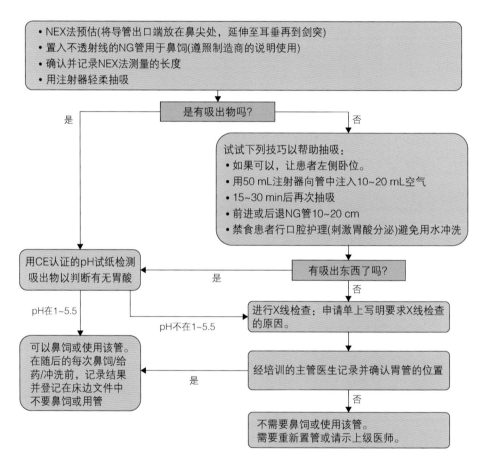

pH 1 ~ 5.5是导管不在肺内的可靠证据,然而,该方法不能确定是否放置在胃内,因为有极小可能导管尖端位于食道入口,反流误吸风险更高。如果不确定,需行X线检查以明确导管位置。如果pH读数介于5 ~ 6,需要有第二个有经验的医师检查或重新测试。

图227c　**成人留置胃管核查的决策流程**

228. 一新生儿喂养后出现咳嗽
和窒息,其上呼吸道纤维支
气管镜检查如图228所示。
绿色物品是麻醉科医师放
置的Fogarty导管。

i. 诊断是什么?

ii. 从胚胎学角度描述该疾病
是怎么发生的。

iii. 什么是VACTERL综合征?

iv. 此类婴儿有何表现?

v. 麻醉注意事项是什么?

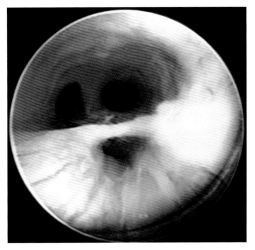

图228 某新生儿上呼吸道纤维支气管镜检查图

答案228

i. 气管食管瘘(tracheoes fistula, TOF)。图示为典型的气管隆嵴及左右两
个主支气管开口(上方两个开口)和第三个开口(下方开口),即气管食
管瘘口,绿色导管从气管经瘘口进入食管。

ii. 妊娠第4～5周,TOF患者气管未能与前肠分离。存在几种变异,最常
见的TOF(85%)为近端扩张的食管盲端,瘘管位于隆嵴上某位置将远端
食管与气管连接。

iii. TOF和其他先天性异常密切相关。VACTERL(既往称VATER)综合征
包括脊柱、直肠(肛门闭锁)、心脏(心脏间隔缺损)、TOF、食管闭锁、肾功
能异常和肢体异常(桡骨发育不全)等。

iv. 产妇羊水过多、婴儿口鼻分泌物过多、咳嗽、窒息、发绀(尤其是喂养后)
和鼓状腹。经口或鼻无法插入鼻胃管,或影像学通过空气或造影剂对比

发现食管盲端,可确认诊断。

v. 麻醉注意事项包括:

- 半卧位以减少胃液向气管内反流。鼻胃管插入食管盲端吸引分泌物。

- 避免正压面罩通气,因会增加胃扩张和反流风险。应行清醒气管插管;如血流动力学平稳,也可通过自主呼吸面罩给氧诱导。

- 理想情况下,应使用没有"Murphy眼"(译者注:气管导管尖端有侧孔)的ET导管;否则,Murphy眼应对向前方,防止空气进入瘘管。

- 气管导管的定位:首先有意将ET导管插入右主支气管,然后回退导管直至可闻及双侧呼吸音。此时,ET导管恰好位于气管隆嵴之上,也有望位于瘘口之下。必须通过纤维支气管镜定位。

- 外科手术采用正对主动脉弓的侧开胸入路,手术可一次完成或分期进行。术后应避免长时间高气道压通气,过高压力可能使气道闭合,导致纵隔气肿。

问题 229

229. 图229a动脉波形是图229b和229c波形合并的结果,如图229a下半部所示。关于图229b和229c所形成的正弦波(两张图中X轴、Y轴相同,分别为时间和振幅):

i. 图229b中有多少个周期(或周期片段)?

ii. 图229c中有多少个周期?

iii. 这些波形的构成是否"一致"?为什么?

iv. 图229b和229c中每个波的振幅是否相同?

v. 构成窦房结复杂波形的术语(人名)是什么?这种数学方法在构建复杂波形时是否有效?

vi. 图229b中描述的频率名称是什么?考虑到图229c中窦房结波形的频率两倍于图229b,且其周期是图229b的一半。图229c中描述的频率名称是什么?

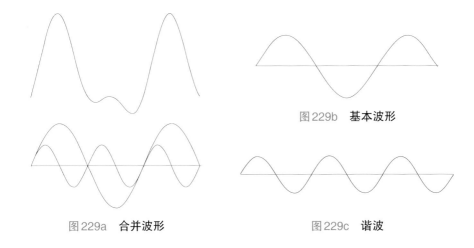

图229b 　基本波形

图229a 　合并波形

图229c 　谐波

vii. 举出5个可使用这种技术分析的生理学信号的例子（进一步理解为何麻醉科医师了解这些原则非常重要，见病例157）。

答案229

i. 一个完整的窦性周期，再加半个周期。

ii. 图229b同样时长内有3个完整周期。

iii. 这两个正弦波同相，均起始于同一时间点，并于同一时间点通过零线（见图229a）。

iv. 图229b中正弦波的振幅（"波的行程"，从"波峰到波谷"）大于图229c中波的振幅。

v. 通过计算其构成成分来描述重复波的方法称为"傅立叶分析"。由图229b和229c正弦波的数学总和构成现有波形，如图229a所示动脉波形。这是分析和构建复杂波形的有效途径。

vi. 形成傅立叶分析基础的最简单的单正弦波称为基本波形。之后的波形建立在基本波形基础上，称为"谐波"。刚好两倍于基本波形速度的正弦波被称为第一次谐波。随后的波形被称为第二次、第三次谐波等。动脉测压系统中，必须有足够数量的谐波方能正确显示血压。

vii. 任何定期重复的生理信号均可使用傅立叶转换技术表示。可使用傅立叶技术分析的波形例子包括：EEG、ECG、SpO_2、压力波形（如动脉、静脉、ICP）。较新的监测包括脉压变异，用于动态检测血管内液体状态。

问题 230

230. 一女性患者，有轻度流感样症状，呼吸短促，无咳嗽，但有些疼痛。患者血压、体温及尿量均正常。

i. 这些数据显示是何种代谢紊乱？

ii. 计算阴离子间隙。

iii. 导致其代谢紊乱的原因是什么？

iv. 导致其缺氧的原因？

答案 230

i. 该患者有代谢性酸中毒伴阴离子间隙增加。通过对阴离子间隙的解释可理解该患者的病因。

ii. 阴离子间隙 = $(Na^+ + K^+) - (Cl^- + HCO_3^-)$；本例中：$(140 + 2.8) - (108 + 11) = 23.8$。阴离子正常值应 < 11 mmol/L（11 mEq/L）。

iii. MUDPALES 是伴有阴离子间隙增加的代谢性酸中毒主要病因的首字母缩略词，包括 M 甲醇，U 尿毒症，D 糖尿病酮症酸中毒，P 副醛，A 酒精性酮症酸中毒（乙醇引起），L 乳酸性酸中毒，E 乙烯乙二醇和 S 水杨酸盐。如果不存在血清渗透压梯度，可排除甲醇、乙醇和乙烯乙二醇。患者无糖尿病，血清中没有酮体且无肾衰竭。其毒理学检测提示水杨酸盐阳性。患者在家服用了高于推荐剂量的阿司匹林

表230　血气分析

Na$^+$	140 mmol/l (140 mEq/l)
K$^+$	2.8 mmol/l (2.8 mEq/l)
Cl$^-$	108 mmol/l (108 mEq/l)
HCO$_3^-$	11 mmol/l (11 mEq/l)
Urea (BUN)	3.6 mmol/l (22 mg/dl)
Creatinine	70 mmol/l (0.8 mg/dl)
Glucose	7.3 mmol/l (132 mg/dl)
Acetone/ketones	NEG
pH	7.40
pCO$_2$	2.23 kPa (16.8 mmHg)
pO$_2$	10.3 kPa (77.4 mmHg)
FiO$_2$	Room air
Lactate	1.6 mmol/l (1.6 mEq/l)
Osmolarity	286 mmol/l

超过1周。

iv. 其缺氧程度并不正常，需进行CXR检查以排除肺炎或其他急性呼吸系统疾病。长期摄入水杨酸盐导致肺水肿，一旦停止服用阿司匹林将很快改善。

问题231

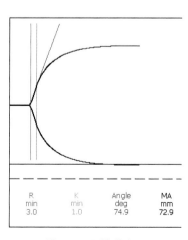

231.

i. 图231中是什么检测？

ii. 测量的参数如R、K和MA代表什么？

iii. 有无其他试验能有效测量这些数据？

iv. 这个结果正常吗？

图231　血栓弹力图

i.　血栓弹力图（thromboelastogram/thrombelastogram，TEG）。

ii.　R是凝血时间，表示从试验开始至凝血开始的时间，受血小板功能和凝血因子影响。K是凝血的角度或速率，受血小板功能、凝血因子和纤维蛋白原浓度影响。MA是测量凝血强度的最大振幅，受血小板功能和纤维蛋白原浓度影响。

iii.　皮肤"出血时间"应用广泛，但敏感性差，且反映凝血和血小板功能的特异性差。血小板功能试验不仅可测量血小板功能，还可用于测定阿司匹林类药物对患者凝血级联反应的残留影响。

iv.　该检测结果正常。

问题232

232.　一规模较小且偏远的门诊外科中心，患者50岁，拟行结肠镜检查。患者肥胖（BMI 35 kg/m²），服用高血压药物并运动较少。10年前诊断有2型糖尿病，且血糖控制不佳。否认有心脏疾患。术前ECG如图232a。手术前患者主诉突发胸闷，ECG如图232b。救护车将患者运送至最近的心脏中心至少需要2 h（因天气恶劣直升机无法起降）。

i.　该患者在偏远医院行日间结肠镜检查是否合适？

ii.　ECG有何改变（描述心率、P-R间期、特殊导联的变化）？这些变化提示什么诊断？

iii.　此类患者的针对性治疗有哪些？

iv.　等待转运时，可考虑的治疗措施有4种，每种治疗措施的禁忌证是什么？

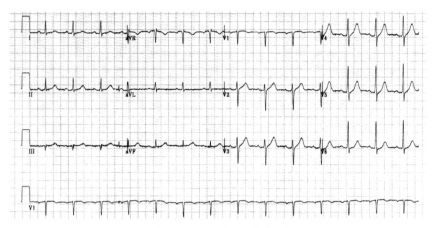

图232a　术前心电图（一）

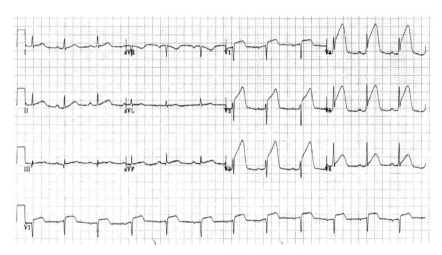

图232b　术前心电图（二）

答案232

i.　该患者合并多种疾病且肥胖（ASA Ⅱ）。如果其在一家拥有急诊医疗设
施的大型医院内，会得到更好的治疗。如果其BMI指数达到39或更高，
则为病态肥胖，ASA分级为Ⅲ级。

ii.　心室率为71 bpm；P−R间期184 ms；前外侧壁导联（V1～V5）显示ST段

显著抬高。诊断是急性前外侧壁梗死：ST段抬高的心肌梗死（STEMI）。

iii. 针对性治疗为早期经皮冠状动脉介入治疗（Percutaneous coronary intervention，PCI）。与纤维蛋白溶解相比，PCI较少发生再堵塞，改善左心室功能并改善整体预后（包括减少卒中的风险）。PCI需在疼痛发生的90 min内开始施行（即使在12 h内开始也能有所获益）。PCI无法在90 min内进行时，溶栓（如纤维蛋白溶解）对冠状动脉再通也可能有益，但应与心脏病专家讨论决定。

iv. 监测生命体征，建立静脉通道，应即进行：

- 对硝酸甘油（glyceryl trinitrate，GTN）无效的胸部不适，可采用吗啡治疗。对于依赖前负荷的患者应谨慎使用，同时给予止吐药物。
- 氧饱和度低于94%时应吸氧。氧饱和度大于94%时，吸氧可能有害，因为产生的氧自由基及氧诱导的血管收缩可能影响预后。
- GTN舌下含服。但如患者血流动力学不平稳，或右室心肌梗死合并下壁心肌梗死，由于静脉回流减少可能出现心排血量突然下降，此时应谨慎使用GTN。如果有勃起功能障碍的患者近期使用磷酸二酯酶抑制剂（如西地那非，伐地那非或他达非），也应避免使用GTN。
- 阿司匹林（160～325 mg，美国；300 mg，英国）嚼服。阿司匹林过敏或近期胃肠道出血者应避免使用。
- 也可使用MONA方针治疗。

问题233

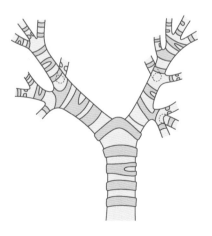

233. 通过气管内窥镜看到的支气管树如图233a所示。

i. 确定支气管分支的标志和判断其是否为二级（肺叶）或三级（肺段）支气管。

图233a 气管内窥镜所见的支气管树

ii. 支气管三级分类的解剖学和外科学意义是什么？

iii. 分别从体表视角(a)和从纵隔视角(b)画出肺叶和肺段的示意图。

iv. 使用双腔气管插管进行单肺通气时，必须考虑哪些支气管树解剖因素？

答案233

i. 每侧肺有10级支气管分支，每个支气管肺段均有自己独立的血管供应和淋巴引流（图223b）。

ii. 如果肿瘤或脓肿局限在一个肺段，可行手术切除而不会严重影响到邻近肺组织。

iii. 肺叶、肺段解剖图如图233c。上图显示从体表看到的肺表面标记。下图显示从纵隔面看到的肺叶和肺段。该解剖对于理解肺切除术和如何放置双腔支气管导管行单肺通气非常重要。

iv. 右上肺开口较早从右主支气管发出（约气管隆嵴下2.5 cm），可能会被右

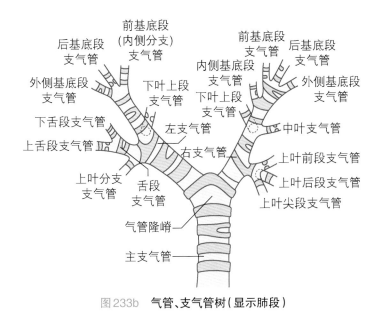

图233b　气管、支气管树（显示肺段）

侧双腔支气管（double lumen，D/L）的尖端或套囊阻塞。右侧D/L导管尖端设计有通气孔（通常与支气管套囊整合在一起）。右肺上叶支气管开口变异较大（包括直接发自主支气管）。单肺通气时，多选择左侧双腔支气管插管。

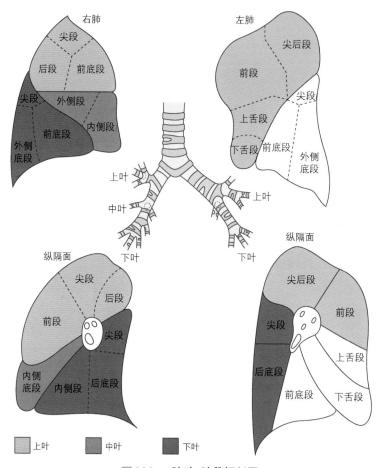

图233c　肺叶、肺段解剖图

附　　录

药物	达峰时间	清除半衰期	术前停用时间
肝　素			
UFH 皮下预防注射	< 30 min	1～2 h	4 h 且 APTT 正常
UFH 静脉注射治疗	< 5 min	1～2 h	4 h 且 APTT 正常
LMWH 皮下预防注射	3～4 h	3～7 h	12 h
LMWH 皮下注射治疗	3～4 h	3～7 h	24 h
肝素替代药物			
重组水蛭素	0.5～2 h	2～3 h	10 h
地西卢定	0.5～2 h	2～3 h	10 h
比伐卢定	5 min	25 min	10 h
阿戈托班	< 30 min	30～35 min	4 h
磺达肝癸钠*	1～2 h	17～20 h	> 36 h
抗血小板药物			
NSAIDs	1～2 h	1～12 h 无相关的不可逆效应	无须额外的预防措施
阿司匹林	12～24 h		无须额外的预防措施
氯吡格雷	12～24 h		7 d
噻氯匹定	8～11 d	24～32 h, 如长期使用则为 90 h	10 d
替罗非班	< 5 min	4～8 h	8 h
依替巴肽	< 5 min	4～8 h	8 h
阿昔单抗	< 5 min	24～48 h	48 h
双嘧达莫	75 min	10 h	无须额外的预防措施

药物	达峰时间	清除半衰期	术前停用时间
口服抗凝药			
华法林	3～5 d	4～5 d	INR ≤ 1.4
利伐沙班*	3 h	7～9 h	21 h
达比加群 +	0.5～2.0 h	12～17 h	36 h
溶栓剂			
阿替普酶,纤维蛋白特异性溶栓剂瑞替普酶,链激酶	< 5 min	4～24 min	禁忌

注：本表所用数据来自 ESRA［2］采用的德国指南、ASRA 指南［1］和药企提供的数据。英国不允许使用噻氯匹定。这些建议主要与神经阻滞有关。

阻滞后再次用药时间	用药后拔管时间	拔管后再次用药时间
肝　素		
1 h	4 h 且 APTT 正常	1 h
4 h	4 h 且 APTT 正常	4 h
4 h	12 h	4 h
4 h	24 h	4 h
肝素替代药物		
4 h	10 h	4 h
4 h	10 h	4 h
4 h	10 h	4 h
2 h	4 h	2 h
12 h	42 h	12 h
抗血小板药物		
无须额外的预防措施		
无须额外的预防措施 6 h		
阻滞后	7 d	6 h
阻滞后	10 d	6 h
阻滞后	8 h	拔管后

阻滞后再次用药时间	用药后拔管时间	拔管后再次用药时间
阻滞后	8 h	拔管后
阻滞后	48 h	拔管后
无须额外的预防措施	6 h	
口服抗凝药		
拔管后	INR ≤ 1.4	1 h
5 h	*	*
6 h	+	+
溶栓剂		
禁忌	不适用	10 d

缩略词：UFH = 普通肝素；APTT = 部分凝血活酶时间；LMWH = 低分子肝素；s.c = 皮下注射；i.v = 静脉注射；NSAIDs = 非甾体消炎药；INR = 国际标准化比值
*生产商建议置入椎管内导管时慎用
+生产商建议不用于置入椎管内导管时

图书在版编目(CIP)数据

麻醉学临床病例图解 /(英)马格努斯.A·加里奥什,
(美)W.博索 默里主编;张鸿飞译.—上海:上海世
界图书出版公司,2018.6
 ISBN 978-7-5192-4786-7

 Ⅰ.①麻… Ⅱ.①马… ②W… ③张… Ⅲ.①麻醉学
-图解 Ⅳ.①R614-64

中国版本图书馆CIP数据核字(2018)第119472号

Anaesthesia: Illustrated Clinical Cases
By Magnus A Garrioch, W Bosseau Murray
ISBN: 978-184076-077-4
© 2015 by CRC Press

书　　名　麻醉学临床病例图解
　　　　　Mazuixue Linchuang Bingli Tujie
主　　编　［英］马格努斯 . A · 加里奥什　　［美］W. 博索　默里
主　　译　张鸿飞
责任编辑　胡　青
装帧设计　南京展望文化发展有限公司
出版发行　上海世界图书出版公司
地　　址　上海市广中路 88 号 9–10 楼
邮　　编　200083
网　　址　http://www.wpcsh.com
经　　销　新华书店
印　　刷　杭州恒力通印务有限公司
开　　本　787 mm× 1092 mm　1/16
印　　张　20.75
字　　数　200 千字
印　　数　1–2200
版　　次　2018 年 6 月第 1 版　　2018 年 6 月第 1 次印刷
版权登记　图字 09–2017–641 号
书　　号　ISBN 978–7–5192–4786–7/ R · 449
定　　价　230.00 元